Simran Sharma
Manu Bansal

Remédios de raiz: Navegando pela endodontia em pacientes clinicamente complexos

Simran Sharma
Manu Bansal

Remédios de raiz: Navegando pela endodontia em pacientes clinicamente complexos

Um manual abrangente

ScienciaScripts

Imprint

Any brand names and product names mentioned in this book are subject to trademark, brand or patent protection and are trademarks or registered trademarks of their respective holders. The use of brand names, product names, common names, trade names, product descriptions etc. even without a particular marking in this work is in no way to be construed to mean that such names may be regarded as unrestricted in respect of trademark and brand protection legislation and could thus be used by anyone.

Cover image: www.ingimage.com

This book is a translation from the original published under ISBN 978-620-7-99791-6.

Publisher:
Sciencia Scripts
is a trademark of
Dodo Books Indian Ocean Ltd. and OmniScriptum S.R.L publishing group

120 High Road, East Finchley, London, N2 9ED, United Kingdom
Str. Armeneasca 28/1, office 1, Chisinau MD-2012, Republic of Moldova, Europe
Printed at: see last page
ISBN: 978-620-8-07269-8

Índice

INTRODUÇÃO

Existe uma preocupação constante com a disponibilidade e a qualidade dos cuidados dentários para as pessoas com condições médicas e físicas complexas e para as pessoas com problemas não cirúrgicos da região maxilofacial. Algumas destas populações de pacientes têm melhor acesso do que outras a serviços clínicos de qualidade, a fontes de financiamento e/ou a grupos de defesa. Para além destas barreiras aos cuidados de saúde, existe uma escassez de longa data de dentistas com formação para gerir estes problemas. Os estudantes de medicina dentária têm, em geral, uma exposição mínima a doentes medicamente complexos e a problemas clínicos que definem a área de especialidade da medicina oral, e há necessidade de mais programas de residência em medicina dentária hospitalar e medicina oral baseados em centros médicos para os estagiários pré e pós-doutorados que são chamados a gerir esta população crescente.

As verdadeiras emergências médicas no consultório dentário são raras e estão normalmente relacionadas com a complexidade da história clínica do paciente, a dificuldade dos procedimentos dentários que estão a ser realizados e o método de anestesia/analgesia utilizado. Muitos são evitados se reconhecidos precocemente, embora alguns possam exigir uma intervenção rápida e específica quando surgem. A síncope vasovagal é de longe a "emergência" médica mais comum a ocorrer no consultório dentário.

Uma história clínica e um exame físico completos antes da realização do procedimento são a chave para a identificação de doenças médicas, a avaliação da sua gravidade e a prevenção de acontecimentos adversos através de uma preparação pré-operatória adequada.

A grande maioria das emergências médicas no consultório dentário pode ser evitada através de uma boa anamnese e avaliação física e de medidas preventivas pré-operatórias adequadas. A complexidade médica do doente, o equipamento disponível para a gestão do problema médico e a gestão efectiva baseiam-se todos na educação, formação e âmbito de prática específicos de cada médico. (1)

Quando um dente fica infetado e doloroso, a medicina dentária oferece duas possibilidades. No entanto, muitos indivíduos preferem a opção de salvar os dentes em vez da opção de extração. O tratamento endodôntico é um procedimento criterioso de remoção da polpa dentária infetada e dos exsudados perirradiculares, utilizando instrumentos adequados e produtos químicos biocompatíveis, em conjunto com medicamentos para preservar a natureza inerte do dente. Quando o procedimento é realizado em indivíduos saudáveis, é suficiente concentrar-se na linha de ação técnica, mas quando é necessário preservar o dente em doentes com doença sistémica e que estão sob tratamento médico, é igualmente importante evitar potenciais emergências médicas. Por conseguinte, os profissionais devem estar cientes das doenças comuns e dos medicamentos que têm impacto no tratamento endodôntico e das opções de tratamento nesses casos. (2)

As condições médicas comuns encontradas pelo dentista na prática diária incluem pacientes com doenças cardíacas, doenças pulmonares, hipertensão, diabetes, distúrbios hemorrágicos, pacientes grávidas e pacientes submetidos a radioterapia.

Os doentes que sofrem de doenças cardíacas como a cardiopatia isquémica, a hipertensão, a doença valvular e os sopros cardíacos são propensos a angina ou enfarte do miocárdio, pelo que os prestadores de cuidados dentários devem estar preparados para reconhecer e tratar esses doentes, de modo a evitar acontecimentos indesejáveis ou a atenuar o seu impacto.

Os pacientes dentários que sofrem de doenças pulmonares obstrutivas, como a bronquite crónica, o enfisema e a asma brônquica, podem ser tratados com pequenos ajustes nos procedimentos.

A diabetes é uma doença do metabolismo resultante de uma secreção deficiente de insulina, de vários graus de resistência à insulina ou de ambos. A gestão do doente dentário diabético deve centrar-se na saúde periodontal e na prestação de cuidados dentários abrangentes com o mínimo de perturbação da homeostase metabólica e o reconhecimento das co-morbilidades diabéticas.
Para evitar qualquer complicação, menor ou potencialmente fatal, devido a perturbações hemorrágicas, um dentista deve aprender a diagnosticar e a gerir as perturbações hemorrágicas num consultório dentário. A fim de determinar o estado clínico de um doente, é de importância primordial efetuar uma anamnese completa. (3)

Quando o tratamento é efectuado num indivíduo saudável, é suficiente concentrar-se na parte técnica do procedimento, mas quando é necessário tratar doentes com doenças sistémicas que estão sob controlo médico, é igualmente importante evitar quaisquer potenciais emergências ou complicações médicas.

O mundo está também a registar um crescimento no número e na proporção de pessoas idosas na população, devido ao qual a incidência de uma série de patologias tem vindo a aumentar, produzindo assim um aumento no número de indivíduos com condições médicas sistémicas que podem afetar a saúde oral e o subsequente tratamento dentário. A gestão dentária de pacientes medicamente comprometidos pode ser por vezes problemática em termos de complicações orais, terapia dentária e cuidados de emergência. Um dos desafios que os especialistas em medicina dentária enfrentam atualmente é a avaliação e a gestão destes pacientes.

Os pacientes geriátricos são muito mais susceptíveis de serem, pelo menos, parcialmente dentados, tendo um historial médico complexo e a utilização de vários medicamentos. [4] As relações não são muitas vezes totalmente compreendidas e frequentemente não são suficientemente avaliadas no planeamento do tratamento. A importância de determinar os antecedentes médicos do paciente é grande; caso contrário, o diagnóstico correto pode não ser feito e o tratamento adequado pode não ser aplicado para a máxima proteção do paciente. Além disso, uma maior compreensão dos antecedentes sistémicos pode ajudar a explicar por que razão ocorrem insucessos endodônticos, apesar de um tratamento local adequado. Por vezes, estes insucessos podem estar fora do controlo do dentista.[5]

AVALIAÇÃO PRÉ-TRATAMENTO

Um dos desafios que os especialistas em medicina dentária enfrentam atualmente é a avaliação e a gestão de doentes com condições médicas cada vez mais complexas. Não só a esperança média de vida aumentou drasticamente nos últimos 50 anos, como também é muito mais provável que os nossos pacientes geriátricos sejam, pelo menos, parcialmente dentados e tenham um historial médico complexo com vários problemas médicos e a utilização de vários medicamentos.( )[6]

Devido ao número crescente de pacientes dentários, especialmente entre os adultos mais velhos que têm problemas médicos crónicos, os dentistas devem manter-se informados sobre uma vasta gama de condições médicas e considerações sobre medicamentos. A chave para uma gestão dentária bem sucedida de um doente clinicamente comprometido é uma avaliação minuciosa do doente, seguida de uma avaliação cuidadosa do risco para determinar se um procedimento planeado pode ser tolerado com segurança. Esta avaliação começa com uma revisão exaustiva da história clínica, alargada, se necessário, por uma discussão de quaisquer questões relevantes com o doente, e prossegue com a identificação de drogas ou medicamentos que o doente está a tomar (ou que é suposto estar a tomar), examinando o doente para detetar sintomas e sinais de doença, bem como a obtenção de sinais vitais, a revisão dos resultados de exames de imagem e laboratoriais actuais e a obtenção de uma consulta médica, se necessário. [7]

Historial médico e entrevista do doente

Nunca é demais sublinhar o valor de um historial médico completo e de uma entrevista ao doente. O reconhecimento de uma condição médica que requer modificação do tratamento antes do tratamento pode evitar complicações significativas do tratamento. Um questionário de história clínica padrão deve abranger todas as condições médicas comuns (tratadas e não tratadas), cirurgias, hospitalizações, medicamentos e alergias.()[6]

São utilizadas duas técnicas básicas para obter uma história clínica. A primeira técnica consiste numa entrevista ao doente (modelo médico), na qual o entrevistador interroga o doente e, em seguida, regista uma narrativa das respostas verbais do doente numa folha em branco. A segunda técnica consiste na utilização de um questionário que o paciente preenche. Esta última abordagem é mais comummente utilizada na prática dentária e é muito conveniente e eficiente. É importante, no entanto, que a informação médica adquirida desta forma seja revista pelo dentista e discutida ou esclarecida com o doente, conforme apropriado, para determinar o significado dos resultados e quaisquer modificações necessárias no tratamento dentário.()[7]

No âmbito da história clínica, devem ser solicitadas informações sobre a identidade do médico do doente, a razão pela qual o doente está sob cuidados médicos, os diagnósticos e o tratamento recebido. Se a razão para consultar um médico foi a necessidade de um exame físico de rotina, deve perguntar-se ao doente se foi detectado algum problema e a data do exame. O nome, a morada e o número de telefone do médico do doente devem ser registados para referência futura. Um doente que não tenha médico pode exigir uma abordagem mais cautelosa do que um doente que consulte um médico regularmente. Isto é especialmente verdade para o doente que não consulta um médico há vários anos, devido à possibilidade da presença de problemas não diagnosticados.()[7]

Medicamentos e alergias

A lista de medicamentos e alergias deve ser consistente com as condições médicas reveladas e pode alertar o médico para condições médicas não listadas, bem como para potenciais interações medicamentosas. As condições médicas relevantes e a gravidade da doença sistémica podem frequentemente ser determinadas através de uma análise cuidadosa da lista de medicamentos do doente. (6) As ervas aromáticas, os suplementos alimentares, as vitaminas e outros medicamentos de venda livre podem contribuir para complicações no contexto dentário, embora os doentes não comuniquem frequentemente a utilização destas substâncias na avaliação inicial. [6]

O entrevistador deve mencionar especificamente "drogas, medicamentos ou pílulas de qualquer tipo", porque muitas vezes os pacientes não mencionam os medicamentos de venda livre (por exemplo, aspirina) ou os medicamentos à base de plantas. A lista de medicamentos do paciente ("historial de medicamentos") pode ser a única pista para a presença de uma doença não declarada. (7)

O doente deve ser questionado sobre a sua sensibilidade a quaisquer medicamentos/drogas, alimentos ou materiais, como o látex, que possam causar comichão, erupção cutânea, inchaço ou dificuldades respiratórias. Deve também ser-lhe perguntado se tem experiência anterior com medicamentos específicos que possam ser utilizados no decurso do tratamento dentário (por exemplo, antibióticos, opiáceos, compostos contendo aspirina, anestésicos). (1)

Tratamento dentário anterior

Uma pergunta de triagem padrão para todos os pacientes deve inquirir sobre quaisquer problemas com tratamentos dentários anteriores. Esta linha de questionamento tem várias funções importantes. Em primeiro lugar, permite ao doente discutir quaisquer experiências dentárias negativas anteriores, bem como expressar uma possível ansiedade relacionada com o tratamento proposto. Um relato de dificuldade em obter anestesia local profunda é um achado comum, especialmente para a terapia de canal radicular. Em segundo lugar, potenciais reacções adversas a materiais dentários ou medicamentos podem surgir em resposta a esta pergunta. [6]

Os itens significativos que devem ser registados por rotina são a frequência de visitas anteriores ao dentista, tratamentos anteriores de restauração, periodontais, endodônticos ou cirúrgicos orais; razões para a perda de dentes, complicações indesejáveis do tratamento dentário e história de fluoretos. [3]

Exame físico

Para além da história clínica, cada doente dentário deve beneficiar de um exame físico simples e abreviado para detetar sinais ou sintomas de doença ou resultados adversos do tratamento. Esta avaliação deve incluir a avaliação da aparência geral, a medição dos sinais vitais e um exame da cabeça e do pescoço. [7]

Os sinais vitais (pressão arterial, frequência cardíaca, frequência respiratória, temperatura, altura e peso) devem ser registados antes do tratamento dentário, sempre que possível. Em particular, a tensão arterial, a frequência cardíaca e a frequência respiratória fornecem a informação de base essencial para a avaliação do risco de todos os pacientes. A altura e o peso podem normalmente ser obtidos junto do doente ou do seu tutor, e esta informação é particularmente importante para determinar as dosagens adequadas de medicamentos em doentes pediátricos e geriátricos e para avaliar alterações inexplicáveis do peso. [6]

BP Classification	Systolic BP (mm Hg)		Diastolic BP (mm Hg)	Recommended Follow-up
Normal	<120	and	<80	Recheck in 2 years.
Prehypertension	120–139	or	80–89	Recheck in 1 year.
Stage 1 hypertension	140–159	or	90–99	Confirm within 2 months.
Stage 2 hypertension	≥160	or	≥100	Evaluate or refer to source of care within 1 month. For patients with higher pressures (e.g., >180/110 mm Hg), evaluation and treatment referral are needed immediately or within 1 week, depending on the clinical situation and complications.

Fig. 1: Adaptado do National Heart, Lung, and Blood Institute:

The seventh report of the Joint National Committee on Prevention, Detection, Evaluation, and Treatment of High Blood Pressure: the JNC 7 report, Bethesda, Maryland, US Department of Health and Human Services, Public Health Service, National Institutes of Health, National Heart, Lung, and Blood Institute, August 2004[8]

Testes laboratoriais clínicos

A avaliação laboratorial pode ser uma parte importante da avaliação do estado de saúde de um doente. Quer peça os testes pessoalmente, quer encaminhe o doente para um médico para efetuar esses testes, o dentista deve estar familiarizado com as indicações para os testes laboratoriais clínicos, o que os testes medem e o que significam os resultados anormais. Algumas indicações para a realização de análises clínicas laboratoriais em medicina dentária são

- Auxílio na deteção de suspeita de doença (por exemplo, diabetes, infeção, distúrbios hemorrágicos, malignidade)

- Rastreio de doentes de alto risco para doenças não detectadas (por exemplo, diabetes, VIH, doença renal crónica, hepatite B ou C)

- Estabelecimento de valores de referência normais antes do tratamento (por exemplo, estado anticoagulante, glóbulos brancos, plaquetas).()[7]

Avaliação dos riscos

O tratamento dentário pode prosseguir com ou sem modificações, dependendo da avaliação global do risco do doente. Um método amplamente utilizado para avaliar o risco médico é o Sistema de Classificação Física da Sociedade Americana de Anestesiologistas (ASA). Este sistema foi originalmente desenvolvido para classificar os doentes de acordo com o risco perioperatório com anestesia geral; no entanto, foi adaptado para utilização médica e dentária em ambulatório e para todos os tipos de procedimentos cirúrgicos e não cirúrgicos, independentemente do tipo de anestesia utilizada. [7]

American Society of Anaesthesiologists' (ASA) health classification system	
ASA I	Normal Healthy Patient
ASA II	Patient with mild systemic disease (e.g., mild asthma, smoker, well-controlled hypertension,

	pregnancy). No significant impact on daily activity; unlikely to have an impact on anaesthesia and surgery.
ASA III	Patient with severe systemic disease (e.g., kidney disease receiving regular haemodialysis, class 2 heart failure, implanted pacemaker, poorly controlled diabetic). These conditions limit daily activity; probable impact on anaesthesia and surgery
ASA IV	Patient with severe systemic disease that is a constant threat to life (e.g., recent myocardial infarction, stroke, transient ischemic attack [<3 months], ongoing cardiac ischemia, severe valve dysfunction, respiratory failure requiring mechanical ventilation). Serious limitation of daily activity; likely major impact on anaesthesia and surgery.
ASA V	A moribund patient not expected to survive without the operation.
ASA VI	Patient declared brain dead whose organs are being removed for donor purposes.

Fig 2: Sistema de classificação de saúde da Sociedade Americana de Anestesiologistas (ASA)

A implicação é que à medida que o nível de classificação aumenta (ASA II a IV), o risco também aumenta.[7] No entanto, o sistema de classificação ASA tem várias limitações significativas e deve ser utilizado apenas como um guia geral para determinar o risco peri e pós-operatório. Mesmo anestesiologistas experientes apresentam diferenças de opinião na classificação dos casos.( )[6]

Idade

A idade é uma componente importante da avaliação do risco. Os doentes jovens podem ter problemas comportamentais e cognitivos que dificultam a permanência na posição sentada ou o cumprimento de instruções. Para além disso, muitos doentes jovens pesam menos de 75 lbs e, consequentemente, necessitam de uma redução da dose de medicamentos e de anestesia local. Em contraste, os adultos mais velhos são únicos, na medida em que têm frequentemente múltiplas comorbilidades de grau variável, com uma maior frequência de sinais ou sintomas inespecíficos, fragilidade, deficiência cognitiva, incapacidade física e problemas de gestão de medicamentos (metabolismo, interações ou efeitos secundários). Os adultos mais velhos tendem a ter mais problemas médicos e, por conseguinte, a tomar mais medicamentos. Por conseguinte, é importante ter em conta estas realidades e abordar os cuidados dentários em doentes mais velhos com consideração e precaução adicionais, bem como a preocupação com a seleção adequada de medicamentos e os ajustes de dosagem necessários.( )[7]

Modificações do tratamento

Depois de ter sido decidido efetuar um tratamento dentário (com base no facto de os benefícios esperados serem superiores ao risco associado de uma complicação médica), pode ser necessário introduzir alterações na prestação desse tratamento. A seleção da(s) modificação(ões) adequada(s) do tratamento é da responsabilidade do dentista responsável pelo tratamento. As modificações do tratamento podem incluir a seleção de um fármaco e a quantidade administrada (por exemplo, a provisão de profilaxia antibiótica, um fármaco ansiolítico para um doente ansioso, ou a limitação da quantidade de vasoconstritor num doente que toma um beta-bloqueador não seletivo); o ajuste da posição da cadeira; a monitorização da pressão sanguínea, pulso ou respiração; ou a utilização de um agente hemostático tópico.( )[7]

Cada decisão relativa a esta modificação baseia-se no risco do doente de obstrução das vias respiratórias; hemorragia; dificuldade com a posição na cadeira; problemas de perturbação ou de comportamento; dosagem, metabolismo, acções ou interações de medicamentos; potencial para emergências; exigência funcional; problemas de cicatrização; e infeção. É através de uma avaliação sistemática do risco e da identificação de potenciais problemas que podem ser efectuadas modificações simples na execução do tratamento dentário, num esforço para reduzir o risco para o doente. [7]

Stress e ansiedade

O tratamento endodôntico em geral é frequentemente considerado uma consulta dentária de elevado stress, especialmente entre os pacientes sem experiência prévia de tratamento endodôntico ou pacientes que tiveram uma experiência negativa anterior com o tratamento endodôntico. Os procedimentos cirúrgicos do canal radicular, a presença de dor aguda, a ansiedade dentária auto-relatada, ou a dificuldade com o tratamento anterior, e os procedimentos demorados são todos susceptíveis de aumentar o nível de stress. Se alguma destas condições estiver presente, para além de doença sistémica significativa, deve ser considerada a modificação do tratamento, incluindo um protocolo de redução do stress.()[6]

Em todos os doentes, especialmente nos que têm problemas médicos, o controlo do stress e da ansiedade é importante e ajuda a reduzir o risco. O estabelecimento de uma boa relação e de confiança é de extrema importância. Permitir que o doente faça perguntas e encorajar discussões francas e abertas são igualmente importantes. Explicar o que vai ser feito antes do início do tratamento ajuda muitas vezes a tranquilizar o doente. As consultas curtas de manhã podem ser mais bem toleradas do que as consultas ao fim do dia. Em doentes com ansiedade pronunciada ou medo de um procedimento dentário planeado, recomenda-se a pré-medicação oral com um medicamento ansiolítico ou sedativo 1 hora antes da consulta.

Além disso, pode ser prescrito um ansiolítico ou sedativo na noite anterior à consulta para garantir uma boa noite de descanso. Para além da pré-medicação oral, a sedação por inalação intra-operatória com óxido nitroso-oxigénio pode ser considerada para uma ansiólise e sedação adicionais. Isto pode ser especialmente benéfico para os doentes com doenças cardiovasculares porque o oxigénio é continuamente administrado durante o procedimento.()[7]

A injeção de estética local é o procedimento que a maioria dos doentes teme; por isso, devem ser feitos todos os esforços para evitar a dor durante a administração. É importante manter a agulha e a seringa fora da vista do doente até estarem prontas a utilizar. Deve ser aplicada estética tópica, seguida de um avanço lento da agulha e de uma injeção lenta da solução após aspiração. Após a injeção, deve ser concedido um período de tempo adequado para assegurar uma anestesia adequada antes do início do trabalho.()[7]

No final da consulta, deve determinar-se se é provável que haja dor pós-operatória; em caso afirmativo, deve ser prescrita analgesia adequada. Os analgésicos podem ser iniciados preventivamente, antes do procedimento, e podem proporcionar uma maior eficácia. A seleção dos analgésicos deve basear-se nas condições médicas actuais do doente e nas potenciais interações medicamentosas. Devem ser fornecidas instruções ao doente, juntamente com um número de telefone para o qual deve ligar caso necessite de contactar o dentista. Uma tática especialmente útil é telefonar ao doente na noite da consulta para saber como se encontra.()[7]

Os cuidados dentários provocam alterações na homeostasia do doente. Os resultados dos estímulos microbiológicos, físicos e psicológicos causados pelos cuidados dentários podem ser alterados por condições médicas subjacentes. Por conseguinte, as modificações necessárias para prestar cuidados dentários seguros e adequados são frequentemente determinadas pelas condições médicas subjacentes. É necessário efetuar uma avaliação dos riscos para avaliar e determinar as modificações a implementar antes, durante e após o tratamento dentário. Podem ser necessárias diferentes modificações em cada fase do tratamento.()[3]

Muitas condições médicas diferentes são aqui discutidas e são sugeridos protocolos para a modificação dos cuidados dentários. No entanto, é da responsabilidade do prestador de cuidados de saúde oral obter toda a informação pertinente que possa ter impacto nos cuidados do doente.

GESTÃO DENTÁRIA DE PACIENTES COM DOENÇAS CARDIOVASCULARES

As doenças cardiovasculares (DCV) tornaram-se cada vez mais comuns nos tempos modernos; por conseguinte, um dentista deve estar ciente das modificações e precauções a tomar ao tratar um paciente que sofra de perturbações cardiovasculares.()[4]

Os doentes que sofrem de doenças cardiovasculares são vulneráveis ao stress físico e emocional. Se, além disso, os doentes tiverem de se submeter a tratamento dentário, isso irá aumentar o seu stress. Os problemas cardiovasculares que requerem uma atenção especial e a modificação do plano de tratamento dentário incluem a endocardite infecciosa, a doença cardíaca isquémica, o enfarte do miocárdio, as arritmias cardíacas e a insuficiência cardíaca congestiva.()[4]

Nos doentes com doença cardiovascular, as considerações mais importantes durante o tratamento incluem a manutenção da pressão arterial, do pulso, do débito cardíaco e do oxigénio do miocárdio e a prevenção da bacteriemia através de antibióticos profiláticos. Deve ser efectuada uma avaliação dentária abrangente que envolva uma história clínica completa e uma avaliação pré-médica, incluindo uma avaliação dos sinais vitais (por exemplo, pulso, pressão arterial, frequência e profundidade da respiração e temperatura).()[4]

Nestes doentes, deve ser dada atenção ao controlo da dor, à redução do stress e à utilização ou não de um vasoconstritor na anestesia dentária. Por sua vez, é necessário ter cuidado com a medicação antiplaquetária, anticoagulante e anti-hipertensiva tipicamente utilizada por estes doentes. Por conseguinte, é necessária uma abordagem multidisciplinar no tratamento destes doentes para prevenir complicações e melhorar os resultados do tratamento.()[9]

DOENÇA CARDÍACA ISQUÉMICA

A doença cardíaca isquémica (DCI) está entre os problemas médicos mais comuns na população em geral. Uma vez que a DIC é tão prevalente, todos os prestadores de cuidados de saúde que gerem doentes dentários devem esforçar-se por se manterem actualizados no que diz respeito à DIC. Embora não se espere que os dentistas diagnostiquem a DIC nos doentes sob os seus cuidados, a doença cardíaca num doente pode comprometer a prestação segura de cuidados dentários. A importância de compreender a DIC ganha ainda mais significado para os cirurgiões buco-maxilo-faciais que avaliam as necessidades estéticas dos seus pacientes. [10]

A doença isquémica do coração, que <u>se manifesta</u> mais frequentemente <u>como</u> **angina ou enfarte do miocárdio**, é a principal causa de morte súbita nos Estados Unidos. É geralmente causada por uma diminuição do fluxo sanguíneo coronário, por um aumento da necessidade de oxigénio do miocárdio ou por ambos. A literatura mostra claramente que o stress psicológico ou fisiológico pode exacerbar os sintomas isquémicos. Por conseguinte, a utilização de um protocolo de redução do stress e de anestesia profunda é uma parte integrante da terapia dentária para estes doentes. [11]

A dor torácica secundária à doença cardíaca isquémica ocorre quando a necessidade de oxigénio do miocárdio excede o fornecimento de oxigénio. A dor transitória é designada por angina de peito e é frequentemente descrita como uma sensação de dor, aperto ou aperto no meio do peito. [12]

A angina é frequentemente precipitada pela atividade física ou pelo stress e

pode irradiar para o braço ou para a mandíbula, podendo apresentar-se como dor facial ou dentária. O medo e a ansiedade associados ao tratamento dentário podem ser um fator precipitante da angina em alguns doentes. Os nitratos sublinguais ou outras formas de nitratos são o tratamento padrão para a angina e devem resultar numa rápida reversão dos sintomas. Se os sintomas não forem aliviados com nitratos orais e com a suspensão da atividade indutora de stress, deve suspeitar-se de enfarte do miocárdio e deve ser iniciado um tratamento de emergência imediato.
(12)

A angina, enquanto sintoma, tem várias manifestações comuns, sendo a mais frequentemente referida uma sensação de aperto subesternal ou de pressão no peito. O sintoma surge tipicamente quando a frequência cardíaca aumenta até ao ponto em que o fornecimento de sangue oxigenado às artérias coronárias não consegue acompanhar as necessidades de oxigénio do miocárdio. Este facto deve-se normalmente a lesões ateroscleróticas que estreitam o calibre das artérias coronárias. Em casos mais raros, a causa pode ser um espasmo das artérias coronárias (por exemplo, angina de Prinzmetal).
(10)

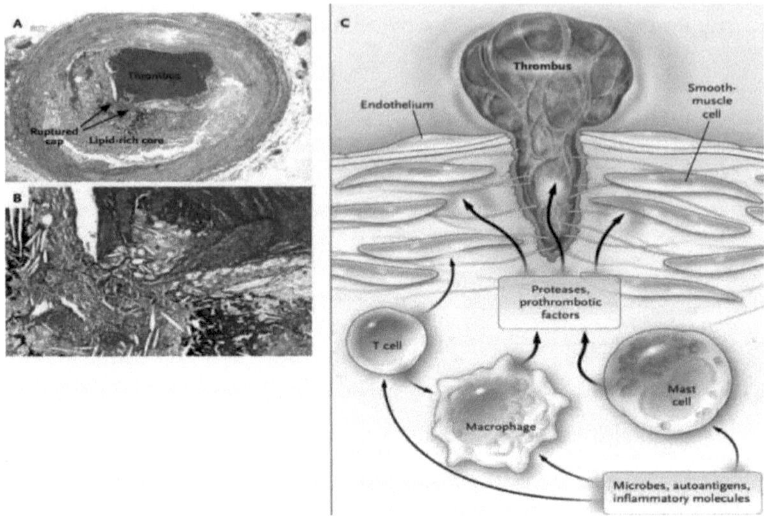

Fig3 : Lesão aterosclerótica numa artéria humana [13]

A fisiopatologia da aterosclerose é um processo insidioso que, normalmente, demora décadas a agravar-se ao ponto de causar sinais ou sintomas. O termo deriva das palavras gregas para endurecimento (sclerosis) e papa ou acumulação de lípidos (athere). O processo está localizado na parede interna das artérias, com uma predisposição para se formar em locais "perturbados

O fluxo sanguíneo, como os pontos de ramificação das artérias. As lesões ateroscleróticas começam com a deposição de lipoproteínas na camada íntima da artéria afetada. As partículas de lipoproteínas, como as lipoproteínas de baixa densidade, parecem então permitir a acumulação de monócitos e linfócitos na camada íntima.

Os monócitos diferenciam-se então em macrófagos, que se transformam lentamente em células espumosas carregadas de lípidos. Estas células acabam por morrer e deixam um elemento necrótico rico em lípidos na parede arterial. Estas áreas contendo lípidos calcificam em graus variáveis.

Ao mesmo tempo, as células musculares lisas da parede arterial são estimuladas a migrar para a camada íntima, onde podem proliferar. Entretanto, microvasos invadem a área afetada, o que pode causar hemorragias intraplaca. Uma capa fibrosa virada para o interior da artéria acaba por cobrir a lesão aterosclerótica.

À medida que a aterosclerose progride, aumenta e começa a invadir o lúmen da artéria. Normalmente, é necessário envolver até 40% da circunferência da camada íntima da artéria para que o calibre do lúmen comece a ficar comprometido. Eventualmente, a lesão é suficientemente grande para obstruir o fluxo sanguíneo. Inicialmente, essa obstrução ocorre apenas em momentos de demanda de aumento de fluxo, como quando a frequência cardíaca aumenta, causando sintomas anginosos. Com o passar do tempo, a obstrução pode se tornar grande o suficiente para comprometer o fluxo sanguíneo em todos os momentos, levando à angina mesmo em repouso.

A circunstância mais perigosa para um dentista enfrentar num doente com doença coronária conhecida é a angina instável. A angina de um doente é considerada instável se estiver a mudar para pior em algum parâmetro. Assim, se a angina estiver agora a ocorrer com maior frequência, aparecer em níveis de esforço mais baixos do que no passado, exigir doses maiores de nitratos para alívio, ou o alívio da angina demorar mais tempo do que em episódios anteriores, a angina do doente é considerada instável.()[10]

Os investigadores e os médicos recomendam habitualmente que os doentes não recebam cuidados dentários de rotina durante, pelo menos, seis meses após sofrerem um enfarte do miocárdio. Esta recomendação baseia-se no facto de o pico da taxa de mortalidade após o enfarte do miocárdio ocorrer durante o primeiro ano, resultando principalmente do aumento da instabilidade eléctrica do miocárdio após o enfarte. Durante este período de seis meses, o tratamento dentário limita-se geralmente à gestão das necessidades dentárias agudas, podendo ser necessária uma consulta com o médico do doente. ()[11]

As considerações relativas à modificação do tratamento para doentes com doença cardíaca isquémica devem incluir consultas matinais, consultas curtas, pré-medicação oral com um medicamento ansiolítico e/ou sedação com óxido nitroso/oxigénio, utilização limitada de vasoconstritores, controlo adequado da dor (durante e após a consulta dentária) e possível monitorização cardíaca. A sedação com uma benzodiazepina oral de ação curta (por exemplo, triazolam ou Ativan) e/ou óxido nitroso pode reduzir o stress de um procedimento dentário e aumentar a eficácia da anestesia local. Se for necessária uma sedação consciente, é preferível que seja efectuada por um profissional com formação em anestesia/sedação e com outro operador a prestar cuidados dentários.()[6]

O principal fator de angina no contexto dentário é a taquicardia provocada pelo medo ou pela dor. Assim, os pacientes propensos à angina que experimentam um stress maior do que o normal com a ideia de trabalho dentário beneficiam da administração de ansiolíticos orais ou óxido nitroso. Os dentistas com formação para administrar sedação intravenosa também podem considerar a sua utilização nestes doentes. Da mesma forma, o controlo da dor é fundamental para diminuir as hipóteses de angina em doentes com DCI. Na maioria das circunstâncias, isto significa produzir e manter uma anestesia local profunda na área cirúrgica.

Mais uma vez, isto é tipicamente importante para todos os doentes, mas em doentes sujeitos a angina, a sensação inesperada de dor aguda provoca a libertação endógena de epinefrina. Isso causa taquicardia, que pode levar à angina. Por conseguinte, o medicamento anestésico selecionado tem de ter uma duração suficiente para que a anestesia densa seja mantida mesmo que o procedimento planeado se prolongue mais do que o previsto. Isto pode ser feito através da utilização de anestésicos de ação mais prolongada, como a bupivacaína, ou através da utilização de um anestésico que contenha um vasoconstritor.

Os vasoconstritores comummente utilizados, como a epinefrina e a neocobefrina, podem provocar um aumento da frequência cardíaca. Por conseguinte, é prudente utilizar vasoconstritores em concentrações de 1:100.000 e 1:20.000, respetivamente, ou menos. Além disso, pequenas quantidades destes vasoconstritores são absorvidas a partir de depósitos extravasculares. É por isso que alguns especialistas aconselham limitar a quantidade de vasoconstritor a não mais de 0,04 mg de epinefrina ou cerca de dois cartuchos de um anestésico que contenha epinefrina na concentração de 1:100.000.()[13]

Parte da confusão aqui pode estar no facto de os médicos utilizarem habitualmente a epinefrina na sua concentração de 1:1000 e, na maioria dos casos, esta concentração não seria segura para os doentes com angina. Mas a diminuição de 100 vezes na concentração dos vasoconstritores utilizados nos anestésicos dentários altera totalmente a situação.[10]

Se o doente não tiver história de angina ou se o doente identificar a dor como diferente da angina que normalmente sente, o dentista deve pedir a um assistente para verificar os sinais vitais do doente. O doente deve ser colocado numa posição semi-inclinada. Um coração com um fornecimento insuficiente de oxigénio tem, normalmente, um desempenho inferior, pelo que a pressão arterial pode baixar, embora a frequência cardíaca seja normal ou aumente para compensar a queda da pressão. Se o diagnóstico de angina for claro ou se o dentista tiver fortes suspeitas de que a angina está presente, deve ser administrada uma dose de nitroglicerina. Se estiver disponível uma forma de spray, administrar dois sprays doseadores por via intra-oral. Se estiver a ser utilizada nitroglicerina em forma de comprimido, um comprimido de 0,3 a 0,6 mg deve ser dissolvido sob a língua do doente [14]

A resposta do doente à nitroglicerina deve ser monitorizada. Se a angina ainda estiver presente após 5 minutos e a PA do doente for superior a 90/50, está indicada outra dose de nitroglicerina. Novamente, monitorizar a resposta do doente durante 5 minutos. Se a PA ainda estiver acima de 90/50 e o paciente ainda relatar angina, uma terceira e última dose de nitroglicerina deve ser administrada. [10]

Se as medidas anteriores não conseguirem parar a angina do doente, o dentista deve presumir que o doente está a sofrer um enfarte do miocárdio. O aparecimento simultâneo de náuseas, bradicardia acentuada ou hipotensão são sinais de que pode estar a ocorrer um enfarte do miocárdio. Uma vez que a recuperação bem sucedida de um enfarte agudo do miocárdio depende normalmente da colocação imediata de um stent na artéria coronária ou da administração de agentes trombolíticos, é fundamental a transferência imediata para uma instituição capaz de oferecer estas terapias. [15]

O tratamento dentário de um doente com uma história prévia de **enfarte do**

miocárdio difere pouco do utilizado para os doentes com tendência para a angina. Hoje em dia, se o enfarte do miocárdio de um doente for reconhecido precocemente e as intervenções rápidas forem bem sucedidas, o dano do miocárdio pode ser mínimo e há poucas razões para adiar até mesmo procedimentos cirúrgicos electivos, incluindo procedimentos dentários.

Uma vez que a maioria dos doentes com antecedentes de enfarte do miocárdio são medicados com inibidores plaquetários potentes, como o clopidogrel, é necessário ter um cuidado acrescido quando se realiza uma cirurgia suscetível de provocar uma hemorragia significativa. Nessas circunstâncias, devem ser tomadas medidas adicionais para promover a hemostase local. A hemostase local pode ser promovida, por exemplo, utilizando materiais pró-coagulantes, como o colagénio ou a trombina tópica; aplicando pressão direta durante mais tempo do que o habitual; injectando vasoconstritor contendo anestésico local diretamente no local da cirurgia; e utilizando suturas para fechar a ferida, mesmo em situações em que essas suturas não seriam normalmente necessárias. [10]

HIPERTENSÃO

A pressão arterial (PA) é determinada pela quantidade de sangue que o coração bombeia (ou seja, o débito cardíaco) e pela resistência ao fluxo sanguíneo no sistema vascular. O débito cardíaco, por sua vez, é determinado pela frequência com que a bomba se contrai (ou seja, a frequência cardíaca) e pela quantidade de sangue ejectada durante cada batimento (ou seja, o volume sistólico). Por conseguinte, a pressão arterial elevada resulta de uma artéria estreita e inflexível, de um ritmo cardíaco elevado, de um aumento do volume sanguíneo, de contracções mais fortes ou de qualquer combinação dos factores acima referidos. [16]

O National High Blood Pressure Education Program apresenta o Sétimo Relatório completo do Joint National Committee on Prevention, Detection, Evaluation, and Treatment of High Blood Pressure (JNC 7), que define a hipertensão como uma pressão arterial sistólica (PAS) superior a 140 mm Hg ou uma pressão arterial diastólica (PAD) superior a 90 mm Hg.

Estas definições derivam de estudos que demonstram um aumento dos resultados cardiovasculares adversos em doentes com pressão arterial acima destes níveis. Uma meta-análise demonstrou que, por cada aumento de 20 mm Hg da PAS acima de 115 mm Hg e de 10 mm Hg da PAD 75 mm Hg em doentes com 40 a 70 anos de idade, o risco de morte por eventos cardiovasculares (acidente vascular cerebral, enfarte do miocárdio) duplica. A JNC 7 também introduziu a categoria de Pré-hipertensão, que é definida como uma PAS de 120 a 139 mm Hg e uma PAD de 80 a 89 mm Hg. Estes indivíduos correm um risco acrescido de desenvolver hipertensão. [17]

JNC 7 Classification of Blood Pressure		
Classification	SBP (mm Hg)	DBP (mm Hg)
Normal*	<120	And <80
Pre-hypertension	120-139	Or 80-89
Stage I Hypertension	140-159	Or 90-99
Stage II Hypertension	≥ 160	Or ≥100

Fig 4 : Classificação da tensão arterial para adultos

*Note-se que um doente com uma tensão arterial sistólica "normal" (inferior a 120) seria classificado com hipertensão de fase I se a tensão arterial diastólica fosse de 95.

O Oitavo Comité Nacional Conjunto para a Prevenção, Deteção, Avaliação e Tratamento da Pressão Arterial Elevada (JNC 8) apresentou diretrizes baseadas em provas para a gestão da pressão arterial elevada em

adultos e concluiu que é importante notar que esta diretriz baseada na evidência não redefiniu a PA elevada, e o painel acredita que a definição de 140/90 mmHg do JNC 7 continua a ser razoável.

As recomendações dadas pelo JNC 8 foram: ( )[18]

JNC 8 Recommendations		
Patient subgroup	Target SBP (mm Hg)	Target DBP (mm Hg)
≥ 60 years	< 150	< 90
< 60 years	< 140	< 90
> 18 years w/chronic kidney disease	< 140	< 90
> 18 years w/diabetes	< 140	< 90
Population	Initial therapy	
General Non-African-American	• Thiazides • Calcium channel blockers • ACE inhibitors • ARBs	
General African-American	• Thiazides • Calcium channel blockers	
Chronic kidney disease	• Treatment should include ACE inhibitor or ARB	
• Up-titrate or add therapy after 1 month if BP goal not achieved		
• Do NOT use ACE inhibitors and ARBs together		
• If > 3 drugs needed, refer to hypertension specialist		

Fig. 5: Recomendações para o tratamento da hipertensão

Nota: PAS - pressão arterial sistólica; PAD - pressão arterial diastólica; ECA - enzima de conversão da angiotensina; BRA - bloqueador dos receptores da angiotensina.

Hipertensão do avental branco

A TA no consultório é normalmente mais elevada do que a TA medida fora do consultório, o que pode ser atribuído à ansiedade e/ou a uma resposta condicional a uma situação invulgar. A hipertensão da bata branca (HBC) refere-se a uma tensão arterial persistentemente elevada no consultório na presença de uma tensão arterial normal fora do consultório. A HBB é diferente do efeito da bata branca (ECB), que se refere a uma tensão arterial elevada no consultório, mas em que a hipertensão pode ou não estar presente fora do consultório. A hipertensão mascarada refere-se ao facto de um doente ter uma tensão arterial normal no consultório mas apresentar hipertensão fora dele. É importante que os médicos reconheçam a HBB e a hipertensão mascarada. É controverso se a HBB está associada a um risco cardiovascular acrescido, mas os doentes com hipertensão mascarada têm um risco cardiovascular acrescido. (4)

Diagnosis	Office BP	BP outside office	Associated with adverse outcomes
White coat hypertension	Elevated	Normal	Controversial
White coat effect	Elevated	Normal or high	Controversial
Masked hypertension	Normal	Elevated	Yes

Fig6: Hipertensão do avental branco, efeito do avental branco e hipertensão mascarada.

Efeitos secundários dos medicamentos anti-hipertensores

As queixas orais e dentárias são comuns nos doentes que tomam medicamentos para a hipertensão. Um estudo concluiu que foram encontradas anomalias ou queixas orais em 14% dos doentes que frequentavam uma clínica de cardiologia e que tomavam medicamentos anti-hipertensores. Os dentistas devem também estar atentos a outros efeitos secundários relevantes destes medicamentos. Segue-se uma revisão de alguns dos efeitos secundários mais pertinentes dos medicamentos para a tensão arterial para os dentistas:

Adverse Event	Medication(s)	Treatment/Management
Xerostomia (dry mouth), dental caries	ACEIs Thiazides Loop diuretics Clonidine	Change offending medication Pilocarpine Frequent sips of water Sugarless candy/gum Minimize caffeine intake Minimize use of alcohol-containing mouthwashes
Gingival hyperplasia	Dihydropyridine CCBs Nondihydropyridine CCBs	Gingival surgery
Orthostatic hypotension	Multiple classes of antihypertensive medications	Patient should sit upright for a few minutes after a dental procedure before standing up
Dysguesia	ACEIs β-Blockers Acetazolamide Diltiazem	Change offending medication
Lichenoid reactions	Captopril Methyldopa Furosemide β-Blockers Thiazides NSAIDs (naproxen)[a]	Change offending medication Topical corticosteroids

Fig. 7: Eventos adversos associados aos medicamentos anti-hipertensores e gestão destes efeitos secundários ()[19]

Abreviaturas: IECA, inibidor da enzima de conversão da angiotensina; BCC, bloqueador dos canais de cálcio; AINE, anti-inflamatório não esteroide. Os AINEs não são prescritos para o tratamento da hipertensão, mas são utilizados com frequência e estão incluídos nesta tabela devido à sua associação com reacções liquenóides.

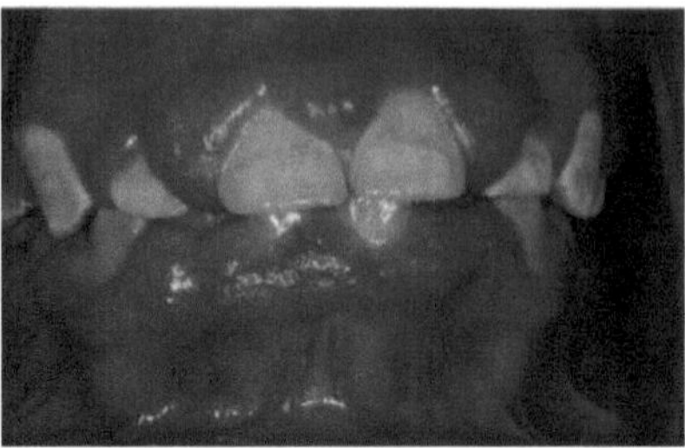

Fig 8: Hiperplasia gengival induzida pela nifedipina, demonstrando o aumento das papilas interdentárias e a cobertura parcial das coroas dos dentes. (Cortesia do Dr. Ira B. Lamster, Faculdade de Medicina Dentária da Universidade de Columbia).

Embora não existam diretrizes claras para estabelecer um ponto de corte para o tratamento dentário de emergência ou de rotina, é geralmente aceite que os pacientes com PAS superior a 180 ou PAD superior a 110 devem ser levados a consulta médica e tratamento antes do tratamento dentário e apenas deve ser considerada a gestão de emergência da dor ou infeção aguda.

Embora os vasoconstritores possam precipitar elevações significativas da pressão arterial, numerosos estudos demonstraram que a utilização de um a dois cartuchos de lidocaína a 2% com epinefrina 1:100.000 (0,018 a 0,036 mg de adrenalina) é pouco significativa na maioria dos doentes com hipertensão. Ao melhorar o nível de anestesia, os vasoconstritores reduzem o risco de libertação endógena de catecolaminas que pode resultar de um controlo inadequado da dor. No entanto, para os doentes com doença avançada, são necessárias precauções especiais. Os cuidados dentários electivos devem ser evitados nas seguintes situações: Pacientes com pressão arterial maior ou igual a 180/110 (hipertensão estágio III);

Os doentes com sintomas hipertensivos incluem dor de cabeça occipital, visão deficiente, zumbido nos ouvidos, tonturas, fraqueza e formigueiro nas mãos e nos pés. Se for necessário um tratamento dentário de emergência, é necessária uma consulta médica e as quantidades de vasoconstritor devem ser limitadas a um a dois cartuchos de solução 1:100.000 (0,018 a 0,036 mg de epinefrina). Em doentes com tensão arterial de 160-179/100-109 (hipertensão em fase II), a epinefrina deve ser limitada a três cartuchos (0,054 mg). Nestes doentes, deve ser evitada a utilização de cordão de retração com epinefrina e injecções intra-ligamentares e intra-ósseas.()[19]

Doença cardíaca valvular, endocardite infecciosa e sopros cardíacos

A doença cardíaca valvular como sequela da febre reumática tem vindo a diminuir progressivamente nos países desenvolvidos, mas continua a ser um problema significativo noutros locais. Atualmente, a doença valvular é mais frequentemente devida a doença degenerativa, isquemia, calcificação ou outras causas funcionais. Um dentista com conhecimento do processo da doença, bem como do seu diagnóstico e tratamento, tem maior confiança no tratamento destes doentes. Os doentes com estenose aórtica apresentam o maior risco de morbilidade perioperatória, embora outras condições valvulares descompensadas também tenham implicações no planeamento e execução dos procedimentos. Uma avaliação pré-operatória adequada permite minimizar a morbilidade.

Existem três preocupações principais quando se prestam cuidados dentários a doentes com doença cardíaca valvular:

- O risco de endocardite infecciosa
- O risco de hemorragia em doentes anticoagulados
- O risco de exacerbação de qualquer insuficiência cardíaca coexistente

A doença cardíaca valvular pode ser classificada como primária ou secundária. A doença valvular primária inclui condições em que as anomalias estruturais das válvulas conduzem a uma função anormal. A doença valvular secundária ocorre quando a válvula é estruturalmente normal, mas está funcionalmente comprometida devido a outras doenças cardiovasculares secundárias, como a dilatação da raiz da aorta, a regurgitação mitral isquémica e as cardiomiopatias. ()[20]

Em geral, a doença valvular primária é congénita ou adquirida. A doença valvular congénita afecta mais frequentemente as válvulas aórtica ou pulmonar. A válvula aórtica bicúspide é o defeito valvular congénito mais comum. A doença valvular adquirida envolve alterações estruturais das válvulas normais devido a uma variedade de doenças ou infecções, incluindo febre reumática e endocardite.

A doença valvular secundária pode dever-se a isquemia, enfarte do miocárdio, cardiomiopatia, sífilis, aneurisma da aorta, doenças do tecido conjuntivo, tumores, fármacos ou radiação.()[20]

Os sopros cardíacos são comuns e podem ser benignos ou significar doenças subjacentes importantes, como doenças degenerativas das válvulas (por exemplo, estenose aórtica), doença cardíaca reumática, lesões congénitas das válvulas, válvulas protésicas, fibrilhação auricular ou insuficiência cardíaca. Duas outras condições que colocam os doentes em risco acrescido de endocardite infecciosa são o lúpus eritematoso sistémico e certos medicamentos utilizados para redução de peso (dexfenfluramina e fenfluramina-fentermina). (6)

A auscultação cardíaca para deteção de sopros é o método mais utilizado para despiste de doença cardíaca valvular. Embora os sopros cardíacos possam não ter significado patológico, podem indicar a presença de anomalias valvulares, congénitas ou outras anomalias estruturais do coração. Os sopros são devidos a três factores:

(1) fluxo sanguíneo elevado através de orifícios normais ou anormais,

(2) fluxo direto através de um orifício estreito ou irregular, ou

(3) fluxo retrógrado ou regurgitante através de uma válvula incompetente, defeito do septo ou persistência do canal arterial. [20]

O objetivo mais importante da terapia dentária em doentes com doença cardíaca valvular é a necessidade de prevenir a endocardite infecciosa. Os procedimentos dentários causam frequentemente uma bacteriemia transitória que raramente dura mais de 15 minutos, mas as bactérias podem alojar-se em tecido cardíaco anormal ou danificado, especialmente nas válvulas, o que pode resultar em endocardite. ()[11]

A endocardite infecciosa é uma infeção do revestimento das câmaras cardíacas (endocárdio), geralmente as válvulas cardíacas estão envolvidas. Esta infeção pode ser causada por fungos, clamídias, rickettsias, etc. No entanto, as causas mais comuns desta doença são as bactérias, pelo que este fenómeno é designado por endocardite bacteriana. [19]

O dentista que trata de doentes com válvulas protésicas deve considerar (1) a necessidade de profilaxia antibiótica contra a endocardite infecciosa e (2) a gestão da anticoagulação periprocedimento, uma vez que o tromboembolismo é uma complicação devastadora e muitas vezes catastrófica da cirurgia de substituição da válvula. [20]

O tratamento dentário requer a avaliação do tipo de doença cardíaca e do risco de bacteriemia devido ao procedimento dentário planeado. De acordo com as recentes orientações, a profilaxia antibiótica é agora recomendada apenas para os doentes com doença valvular associada ao maior risco de resultados adversos da endocardite infecciosa. Para os pacientes na categoria de risco mais elevado, a profilaxia antibiótica é recomendada para procedimentos dentários que envolvam a manipulação de tecido gengival ou periapical.

Em geral, os procedimentos associados ao tratamento não cirúrgico do canal radicular, como a injeção de anestésico local, a colocação do dique de borracha e a instrumentação, quando contida no sistema de canais, não colocam o doente em risco significativo de endocardite infecciosa. A incidência e a magnitude da bacteriemia quando a instrumentação do canal não se estende aos tecidos periapicais é muito baixa e quase todas as bactérias são eliminadas do sangue em 10 minutos, pelo que não é necessária profilaxia antibiótica.()[3]

O risco mais elevado de endocardite infecciosa (EI) é para os doentes com válvulas cardíacas protésicas, os que têm uma história de EI ou doença cardíaca congénita significativa, ou os receptores de transplante cardíaco que desenvolvem valvulopatia cardíaca. O regime de antibióticos, de acordo com as diretrizes da American Heart Association, antes de um procedimento dentário em doentes com elevado risco de EI é apresentado abaixo.[4]

A manutenção de uma boa higiene oral e a erradicação da doença dentária demonstraram diminuir a frequência de bacteriemia nas actividades diárias de rotina. Assim, a importância da saúde oral deve ser realçada, especialmente em doentes com doenças valvulares. Além disso, devem ser seguidos todos os protocolos padrão de controlo de infecções, tais como a esterilização de instrumentos, técnicas de barreira e desinfeção da clínica dentária e da área cirúrgica, mantendo, em geral, a higiene do bloco operatório. O enxaguamento bucal antimicrobiano (clorexidina a 0,2%) administrado antes de qualquer tratamento dentário demonstrou reduzir a bacteriémia de origem oral.[4]

As diretrizes recentes da AHA para a prevenção da endocardite infecciosa em doentes dentários são [21]

Condições recomendadas para antibióticos profilácticos.

1)   Válvulas cardíacas artificiais

2)   História de endocardite infecciosa

3)   Algumas doenças cardíacas congénitas específicas e graves (presentes desde o nascimento), incluindo

a.   Cardiopatias congénitas cianóticas não reparadas ou incompletamente reparadas, incluindo as que têm shunts e condutas paliativas

b.   Uma cardiopatia congénita completamente reparada com material ou dispositivo protésico, quer seja colocado por cirurgia ou por intervenção por cateter, durante os primeiros seis meses após o procedimento

c.   Qualquer defeito cardíaco congénito reparado com defeito residual no local ou adjacente ao local de um remendo protético ou de um dispositivo protético

4)   Um transplante cardíaco que desenvolve um problema numa válvula cardíaca De acordo com as novas diretrizes, os doentes que tomaram antibióticos profiláticos no passado mas já não precisam deles incluem doentes com: Prolapsos da válvula mitral Doença cardíaca reumática

Doença da válvula bicúspide Estenose aórtica calcificada

Doenças cardíacas congénitas, tais como defeito do septo ventricular, defeito do septo atrial e cardiomiopatia hipertrófica

Higher incidence	Lower incidence
Dental extractions	Restorative dentistry (operative and prosthodontic)
Periodontal procedures: surgery, scaling and root planing, probing and recall maintenance	Local anesthetic injections (all except intraligamentary)
Implant placement and reimplantation of avulsed teeth	Placement of rubber dams
Root canal instrumentation when beyond apex (endodontics)	Postoperative suture removal
Subgingival placement of antibiotic fibers or strips	Placement of removable prosthodontic/orthodontic appliances
Placement of orthodontic bands (not brackets)	Taking oral impressions or radiographs
Intraligamentary local anesthesia injection	Fluoride treatment
Prophylactic cleaning of teeth and implants	

Fig. 9: Recomendações de profilaxia antibiótica para procedimentos dentários.

Situation	Drug	Regimen (to be taken 30 min to 60 min before dental procedure)
Oral	amoxicillin	adults: 2.0 g / children: 50 mg/kg
Unable to take oral medications	ampicillin or cefazolin, or ceftriaxone*	adults: 2.0 g IM or IV/ children: 50 mg/kg IM or IV adults: 1 g IM or IV/children: 50 mg/kg
Allergic to penicillins or ampicillin-oral	cephalexin* or clindamycin or azithromycin or clarithromycin	adults: 2 g / children: 50 mg/kg adults: 600 mg / children: 20 mg/kg adults: 500 mg / children: 15 mg/kg
Allergic to penicillins or ampicillin and unable to take oral medications	cefazolin or ceftriaxone* or clindamycin	adults: 1 g IM or IV/children: 50 mg/kg IM or IV. adults: 600 mg IM or IV/ children: 20 mg/kg IM or IV

Fig. 10: Regimes de antibióticos profilácticos para procedimentos orais e dentários.

ARRITMIAS CARDÍACAS

Uma arritmia ocorre quando o ritmo do impulso não começa no nódulo sinoatrial como um impulso normal, ou a frequência dos batimentos cardíacos é anormal (normalmente o coração bate cerca de 70-80 vezes por minuto), ou não está sob controlo automático. A classificação das arritmias baseia-se na localização anatómica do ritmo anormal: auricular (aurícula), ventricular (ventrículo) ou supraventricular (aurícula ou acima dos ventrículos). Quando o coração está a bater demasiado devagar mas a um ritmo regular, chama-se bradicardia sinusal. Se o coração estiver a bater demasiado depressa, chama-se taquicardia sinusal ou ventricular. Os sinais e sintomas de arritmia incluem saltos de batimentos, palpitações, dor no peito ou falta de ar. [22]

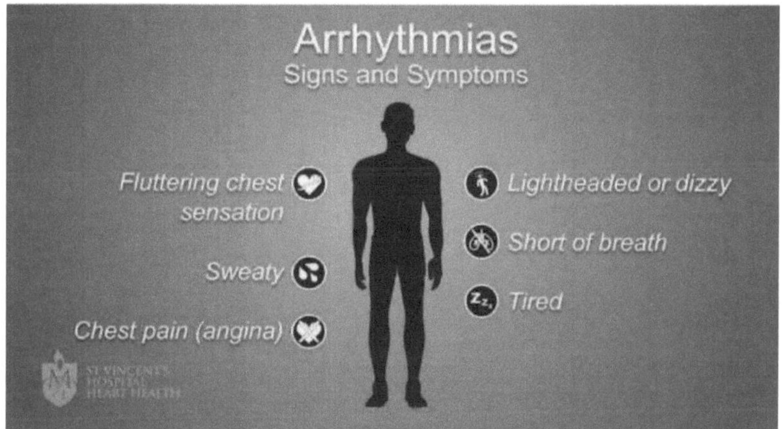

Fig. 11: Sinais e sintomas associados a arritmias cardíacas.

A prevalência global de arritmias cardíacas na população geral de pacientes dentários é de 15% a 17%, sendo que aproximadamente 2 a 4% representam arritmias graves e potencialmente fatais. Embora as arritmias não sejam invulgares em adultos normais e saudáveis, a possibilidade de doença cardiovascular subjacente, doença sistémica ou arritmia induzida por medicamentos deve ser cuidadosamente avaliada antes do tratamento dentário. A ansiedade associada ao tratamento dentário pode induzir arritmias em pacientes susceptíveis. Para além disso, os doentes com doenças cardiovasculares são mais propensos a arritmias durante procedimentos de cirurgia oral com anestesia local.()[6]

Os sintomas que podem ser atribuídos a uma arritmia incluem fadiga, tonturas, síncope e angina. O doente pode referir palpitações cardíacas regulares ou irregulares. A prova de esforço com monitorização é normalmente utilizada para avaliar o estado cardíaco de um indivíduo. [9]

A utilização de vasoconstritores nos anestésicos locais coloca problemas potenciais aos doentes com arritmias devido à possibilidade de precipitar taquicardia cardíaca ou outro episódio de arritmia. Se necessário, pode ser utilizado um anestésico local sem vasoconstritor. Os vasoconstritores devem ser evitados em doentes a tomar digoxina devido ao potencial de indução de arritmias. Nos doentes com maior risco de arritmias, a utilização de vasoconstritores deve ser evitada, mas se a sua utilização for considerada essencial, deve ser discutida com o médico.()[12]

A interferência eléctrica de determinados dispositivos dentários é uma preocupação potencial para os pacientes com pacemakers cardíacos ou cardioversores/desfibrilhadores implantados. Em particular, os localizadores electrónicos do ápice (EAL) e os verificadores eléctricos da polpa (EPT) são normalmente utilizados na terapia dos canais radiculares. Os fabricantes de dispositivos EAL e EPT advertem contra a utilização destes dispositivos em pacientes com pacemakers cardíacos. No entanto, os pacemakers cardíacos actuais estão muito bem protegidos de campos eléctricos externos e a possibilidade de interferência eléctrica parece ser muito reduzida.()[6]

GESTÃO DENTÁRIA DE PACIENTES COM DIABETES

A diabetes mellitus (DM) é um grupo de doenças metabólicas complexas multissistémicas devidas a uma deficiência na secreção de insulina causada por disfunção das células β pancreáticas e/ou resistência à insulina no fígado e no músculo. A diabetes afecta mais de 9% da população adulta e tem um impacto dramático no sistema de saúde devido à elevada morbilidade e mortalidade dos indivíduos afectados.( )[23]

Caracteriza-se por hiperglicemia com ou sem glicosúria resultante de uma deficiência absoluta ou condicional de insulina. [3] Resulta de vários processos patogénicos que vão desde a destruição autoimune das células beta pancreáticas na diabetes tipo 1 até às anomalias que causam resistência à insulina como na diabetes mellitus tipo 2[12]

Todos os tipos de diabetes se caracterizam por níveis elevados de glicose no sangue, resultantes da ausência ou deficiência da secreção de insulina pelas células beta pancreáticas ou da sua ação deficiente nos tecidos periféricos. A hiperglicemia crónica leva a complicações da diabetes que afectam muitos órgãos e tecidos vitais.( )[24]

A evidência científica disponível indica que a diabetes está significativamente associada a uma maior prevalência de radiolucências periapicais em dentes tratados endodonticamente. São necessários estudos prospectivos bem desenhados para investigar melhor a associação entre a diabetes e os resultados dos RCTs e para determinar definitivamente o aumento exato do risco de insucesso do tratamento em doentes diabéticos. No entanto, neste momento, a diabetes deve ser reconhecida como um importante fator de prognóstico pré-operatório no tratamento endodôntico.(

$)^{25}$

A gestão do doente dentário diabético deve ter em consideração os impactos da diabetes na doença dentária e no tratamento dentário, bem como uma clara apreciação das co-morbilidades que acompanham a DM de longa duração. A DM afecta muitas funções do sistema imunitário e está associada a um atraso na cicatrização e a respostas imunitárias comprometidas.

A glucose é a principal fonte de energia do corpo humano. É absorvida pelo intestino e metabolizada por

- produção de energia
- conversão em aminoácidos e proteínas ou cetoácidos
- armazenamento como glicogénio ( )[26]

Classificação( )[27, 28]

1. **Diabetes de tipo 1** (devido à destruição autoimune das células β, normalmente conduzindo a uma deficiência absoluta de insulina) O tipo 1 é normalmente caracterizado pela presença de anticorpos anti-ácido glutâmico descarboxilase, anticorpos contra as células dos ilhéus ou anticorpos contra a insulina, que identificam os processos auto-imunes que conduzem à destruição das células beta. Eventualmente, todos os doentes diabéticos de tipo 1 necessitarão de terapêutica com insulina para manter a normoglicemia.

2. A importância relativa dos defeitos na secreção de insulina ou na ação periférica da hormona na ocorrência da DM2 tem sido e continuará a ser motivo de discussão. A DM2 compreende 80% a 90% de todos os casos de DM. A maioria dos indivíduos com diabetes tipo 2 apresenta

obesidade intra-abdominal (visceral), que está intimamente relacionada com a presença de resistência à insulina.

Além disso, a hipertensão e a dislipidemia (níveis elevados de triglicéridos e baixos de colesterol HDL; hiperlipidemia pós-prandial) estão frequentemente presentes nestes indivíduos. Esta é a forma mais comum de diabetes mellitus e está altamente associada a uma história familiar de diabetes, idade avançada, obesidade e falta de exercício físico. É mais frequente nas mulheres, especialmente nas mulheres com antecedentes de diabetes gestacional, e nos negros, hispânicos e nativos americanos.

3. **Diabetes mellitus gestacional** (GDM) (diabetes diagnosticada no segundo ou terceiro trimestre de gravidez que não era claramente uma diabetes evidente antes da gestação). As mulheres que desenvolvem diabetes mellitus tipo 1 durante a gravidez e as mulheres com diabetes mellitus tipo 2 assintomática não diagnosticada que é descoberta durante a gravidez são classificadas com Diabetes Mellitus Gestacional (GDM). Na maioria das mulheres que desenvolvem DMG, a doença tem o seu início no terceiro trimestre da gravidez.

4. **Tipos específicos de diabetes devidos a outras causas**, por exemplo, síndromes de diabetes monogénica (como a diabetes neonatal e a diabetes juvenil de início na maturidade), doenças do pâncreas exócrino (como a fibrose quística e a pancreatite) e diabetes induzida por medicamentos ou produtos químicos (como a utilização de glucocorticóides, no tratamento do VIH/SIDA ou após transplante de órgãos)

Primary	Secondary (<1%)
Type 1, Insulin dependent (20%)	**Diabetes mellitus due to pancreatic disease**
Variable pattern of inheritance *Susceptibility with certain HLA groups* *Immunological factors, e.g. GAD antibodies* *Viral infection*	*Disease e.g. Carcinoma, viral infection, acute* *and chronic pancreatitis,* *haemochromatosis* *Surgery* *Auto-immunity*
Type 2, Non-insulin dependent (80%)	**Diabetes mellitus due to endocrine disease**
Stronger genetic link than with type 1, family history often present *Impaired insulin secretion or insulin resistance* *Precipitated by obesity and sedentary lifestyle*	*Cushing's disease* *Acromegaly* *Glucagonoma* *Phaeochromocytoma* *Thyrotoxicosis*
Gestational diabetes 2-4% of pregnancies in the UK	**Diabetes due to drugs** *Steroids* *Diuretics, e.g. thiazides* *Beta-blockers* *Diazoxide* *Cyclosporin*
	Diabetes associated with genetic syndromes *Lipoatrophic diabetes* *Cystic fibrosis* *DIDMOAD syndrome (diabetes insipidus, diabetes mellitus, optic atrophy, deafness)* *Dystrophica myotonica* *Turner's syndrome*

Fig. 12: Classificação e etiologia da diabetes mellitus. [24]

Caraterísticas clínicas da Diabetes Mellitus

Diabetes tipo 1

Apresenta-se mais frequentemente em crianças ou adultos jovens, embora nenhum grupo etário esteja isento. As caraterísticas incluem o início súbito dos sintomas, perda de peso acentuada, sede, poliúria e lassidão. A deficiência grave de insulina é demonstrada pela presença de cetonúria sustentada.

Diabetes tipo 2

Apresenta-se mais frequentemente em pessoas de meia-idade ou mais velhas, com um pico de início aos 60 anos. Muitos casos são detectados em testes de rastreio de rotina. A glicosúria com infecções associadas conduz frequentemente ao diagnóstico. O aumento da obesidade é um fator predisponente importante nos países em desenvolvimento e nos países desenvolvidos. Os factores genéticos são muito mais significativos do que na diabetes de tipo 1, e os "genes parcimoniosos" podem induzir resistência à insulina e, por conseguinte, favorecer o armazenamento de energia e, consequentemente, a hiperglicemia. ()[24]

<u>COMPLICAÇÕES E RELEVÂNCIA PARA OS CUIDADOS DENTÁRIOS</u>

Independentemente da gravidade da acumulação de placa bacteriana, a gengivite, a periodontite e a perda óssea periodontal estão associadas à diabetes mellitus, especialmente quando mal controlada. Defeitos no estado imunitário, alteração da flora bacteriana e doença microvascular são a patogénese postulada da doença periodontal diabética. Na diabetes não controlada, há hipóteses de infeção e má cicatrização de feridas. (3)[30,1]

<u>Hipoglicemia -</u> As quedas rápidas da glucose no sangue podem provocar sintomas caraterísticos, incluindo palidez, sudação, parestesia facial e lingual, fome, confusão e falta de coordenação. Se a doença não for tratada, pode ocorrer perda de consciência, convulsões e anomalias neurológicas focais reversíveis, podendo ocorrer a morte em circunstâncias muito raras ([24]).

A hipoglicemia de nível 1 é definida como uma concentração de glicose mensurável <70 mg/dL (3,9 mmol/L). A hipoglicemia de nível 2 (definida como uma concentração de glicose no sangue <54 mg/dL [3,0 mmol/L]) é o limiar a partir do qual começam a ocorrer sintomas neuroglicopénicos e exige uma ação imediata para resolver o evento hipoglicémico. A hipoglicemia de nível 3 é definida como um acontecimento grave caracterizado por uma alteração do funcionamento mental e/ou físico que exige a assistência de outra pessoa para a recuperação. [27]

O tratamento exige um reconhecimento imediato por parte da equipa dentária, sendo essencial o acesso imediato a medicação adequada. Esta pode assumir a forma de glucose oral (50 g) ou de um produto patenteado como o Hypostop (Biodiagnostics Ltd., Upton on Severn, Reino Unido). Em casos graves, em que se perde a consciência, devem ser administrados 50 ml de solução de glucose a 50% ou 120 ml de solução de glucose a 20% por via intravenosa através de uma veia grande. [24]

Considerações endodônticas

Num doente diabético, o dentista deve verificar se a doença está bem controlada. A marcação de consultas no dentista deve ter em conta a importância da consistência nutricional e evitar consultas que se sobreponham ou impeçam as refeições programadas, especialmente em doentes a receber insulina, sulfonilureia ou meglitinida por via oral, devido ao risco de hipoglicemia. [9]

Se uma consulta for suscetível de levar a um atraso ou a uma falta de refeição, o regime diabético pode ter de ser modificado com a ajuda do diabetologista do doente. Está bem estabelecido que a hipossalivação, a gengivite, a periodontite e a perda óssea periodontal estão bem associadas à DM, especialmente quando mal controlada.

As consultas matinais são recomendadas porque os níveis de cortisol são mais elevados nesta altura e proporcionam o melhor nível de glucose no sangue. A refeição da manhã não deve ser saltada. [29]

No caso dos doentes que recebem insulinoterapia, as consultas devem ser marcadas de forma a não coincidirem com os picos de atividade da insulina, uma vez que este é o período de maior risco de desenvolvimento de hipoglicemia [33]. Antes do procedimento, deve assegurar-se que o doente se alimentou normalmente e tomou a medicação como habitualmente. [7]

O stress emocional e físico aumenta a quantidade de secreção de cortisol e epinefrina que induz a hiperglicemia. Por conseguinte, se o doente estiver muito apreensivo, deve ser considerada a possibilidade de sedação antes do tratamento.[33]

O doente do tipo 1 não deve ser programado imediatamente após uma injeção de insulina, porque isso pode resultar num episódio de hipoglicemia. Para a anestesia, não devem ser administrados mais de dois carpules de lidocaína 1:100.000, prilocaína HCL (1:200.000) ou bupivacaína com epinefrina 1:200.000. No doente diabético moderadamente controlado, deve ser utilizado um máximo de dois carpules de bupivacaína ou prilocaína. No doente diabético não controlado ou frágil, apenas a infeção dentária aguda deve ser tratada em ambulatório. A anestesia administrada não deve incluir epinefrina. [4]

Os doentes não controlados com insulina podem necessitar de insulina, ou a dose de insulina para alguns doentes dependentes de insulina pode ter de ser aumentada. As infecções agudas em doentes diabéticos devem ser tratadas através de incisão e drenagem, pulpectomia, antibióticos e lavagens quentes.

Os procedimentos cirúrgicos em diabéticos bem controlados não requerem antibióticos profilácticos. No entanto, quando a cirurgia é indicada em diabéticos mal controlados, deve ser considerada a profilaxia antibiótica com amoxicilina 500 mg duas vezes por dia, devido à função alterada dos neutrófilos nos diabéticos. [9] [3] [5]

Os mecanismos biológicos pelos quais a diabetes mellitus leva a uma maior perda de dentes não são bem conhecidos, podendo estar relacionados com: a) condição inflamatória crónica predisposta pela DM, b) capacidade de reparação tecidular reduzida devido à DM, c) resposta imunitária afetada aumentando a suscetibilidade a infecções resultantes da DM; e D) alteração nos mecanismos de renovação óssea e reparação apical na DM (Garber et al. 2009///, Gurav 2013, Fouad & Huang 2015, Segura-Egea et al. 2015). Portanto, a diabetes mellitus poderia comprometer a resposta imune, aumentando a inflamação periapical e deteriorando o turnover ósseo e a cicatrização de feridas nos tecidos periapicais de RFT, levando a doença endodôntica pós-tratamento, e um aumento na prevalência de não retenção de dentes obturados, e um aumento na prevalência de extração dentária (Segura-Egea et al. 2015) .[32]

As consultas prolongadas devem ser evitadas. Se for necessário efetuar uma intervenção longa, sobretudo cirúrgica, deve ser consultado o médico do doente. O nível de glucose no sangue deve ser constantemente monitorizado durante um procedimento cirúrgico prolongado. A hipoglicemia é uma complicação comum durante o tratamento dentário em doentes diabéticos. Os sintomas de hipoglicemia podem variar de ligeiros, como ansiedade, suores e taquicardia, a graves, como alterações do estado mental, convulsões e coma.

Normalmente, o doente sente que está a ficar hipoglicémico e pede qualquer forma de açúcar, como o sumo de laranja. Os episódios hipoglicémicos graves são emergências médicas e devem ser tratados imediatamente com 15 g de hidratos de carbono por via oral, como sumo de laranja ou 3-4 colheres de chá de açúcar de mesa. Se o doente não conseguir colaborar ou engolir, pode ser administrado 1 mg de glucagon por injeção subcutânea ou intramuscular. [36]

Os diabéticos mal controlados apresentam um atraso na cicatrização e uma menor taxa de reparação em comparação com os diabéticos com um controlo razoável e bom. Maior prevalência de dentes com obturação radicular e periodontite apical em todos os diabéticos em comparação com os indivíduos de controlo. A análise histológica mostrou lesões perirradiculares maiores e reabsorção óssea alveolar grave nos doentes diabéticos. [32]

ASA physical status	Treatment considerations
2	Follow usual ASA 2 considerations, plus the following:
	Eat a normal breakfast and take usual insulin dose in morning, if possible
	Avoid missing meals before and after surgery, if possible
	If missing meal is unavoidable, consult physician or decrease insulin dose by half
3	Follow usual ASA 3 considerations, plus the following:
	Monitor blood glucose levels more frequently for several days following surgery or extensive procedure; modify insulin doses accordingly
	Consider medical consultation
4	Follow usual ASA 4 considerations, plus the following:
	Consult a physician before beginning dental treatment.

ASA, American Society of Anesthesiologists.

Fig. 13: Diabetes mellitus - considerações sobre a terapia dentária

A evidência científica disponível indica que a diabetes está significativamente associada a uma maior prevalência de radiolucências periapicais em dentes tratados endodonticamente. São necessários estudos prospectivos bem desenhados para investigar melhor a associação entre a diabetes e os resultados dos RCTs e para determinar definitivamente o aumento exato do risco de insucesso do tratamento em doentes diabéticos. No entanto, neste momento, a diabetes deve ser reconhecida como um importante fator de prognóstico pré-operatório no tratamento endodôntico. ( )[32]

GESTÃO DENTÁRIA DE PACIENTES COM DOENÇAS INFECCIOSAS

As condições infecciosas que são problemáticas em termos de gestão dentária incluem a hepatite B (VHB), a hepatite C (VHC), o VIH e a tuberculose. As infecções virais, como as observadas na síndrome respiratória aguda grave (SARS), ou as infecções associadas aos cuidados de saúde, como o Staphylococcus aureus resistente à meticilina (MRSA), são menos susceptíveis de causar problemas, mas constituem uma preocupação adicional. Podem ocorrer várias complicações potenciais durante o tratamento dentário, tais como o risco de transmissão, interações medicamentosas em doentes tratados para doenças activas.

VIH E SIDA

O VIH é uma infeção por retrovírus sanguíneo transmitida principalmente pelo sangue e fluidos corporais por contacto sexual íntimo e por via parentérica. Após a infeção, a enzima transcriptase reversa permite que o vírus integre o seu próprio ADN no genoma de uma célula infetada e se replique utilizando os ribossomas e a síntese proteica da célula infetada.

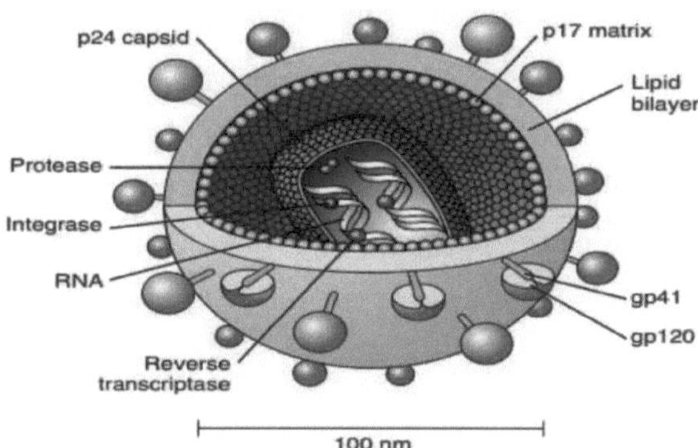

Fig 14- A estrutura do vírus da imunodeficiência humana, mostrando a proteína do capsídeo p24 que envolve duas cadeias de ARN viral. (De Copstead LC, Banasik JL: Pathophysiology, ed 4, St. Louis, 2010, Saunders).[7]

Inicialmente, ocorre uma seroconversão imunitária com produção de anticorpos antivirais, seguida de uma diminuição significativa dos linfócitos CD4+ ao longo de vários anos. A gestão mais eficaz na progressão da infeção pelo VIH e da SIDA é uma combinação de agentes antivíricos conhecida como terapias anti-retrovirais altamente activas (HAART), que aumentou significativamente o tempo de vida e a qualidade de vida dos indivíduos infectados pelo VIH (7)[3, 38]

A definição de SIDA fornecida pelo CDC foi revista várias vezes ao longo dos anos e, em 2008, foi revista para ser uma prova laboratorialmente confirmada de infeção pelo VIH numa pessoa que tem uma infeção pelo VIH de fase 3 (ou seja, uma contagem de linfócitos CD4+ < 200 células/l.). [39,40]

Os doentes que, com base na história ou nos achados clínicos, são considerados de alto risco para a SIDA ou condições relacionadas, devem ser encaminhados para testes de VIH e avaliação médica. O dentista pode efetuar um rastreio laboratorial de diagnóstico utilizando a saliva (OraQuick Advance; OraSure Technologies, Bethlehem, PA), ou pode ser efectuada uma análise ao soro com encaminhamento para um centro médico. As conversas com o doente devem sublinhar a importância do teste e devem determinar os factores de risco, incluindo hábitos sexuais, consumo de drogas intravenosas, etc. Os doentes com factores de alto risco devem ser fortemente encorajados a procurar um teste de diagnóstico. [41-45]

O tratamento mais eficaz na progressão da infeção pelo VIH e da SIDA é uma combinação de agentes antivíricos conhecida como terapias anti-retrovirais altamente activas (HAART), que aumentou significativamente o tempo de vida e a qualidade de vida dos indivíduos infectados pelo VIH. [4]

Um desafio significativo enfrentado pelos doentes seropositivos e pelos seus prestadores de cuidados de saúde é o potencial para interações medicamentosas adversas. Dado que os doentes seropositivos tomam normalmente um regime antirretroviral de três ou mais medicamentos de, pelo menos, duas classes diferentes, também existe potencial para efeitos secundários indesejáveis e toxicidades.[9]

Qualquer um dos medicamentos que os dentistas administram ou prescrevem habitualmente pode interferir com o metabolismo dos medicamentos anti-retrovirais [46,47]. Estatisticamente, as probabilidades de tratar um doente seropositivo numa clínica dentária aumentaram devido a um estado estacionário de novas infecções por VIH anualmente e ao aumento da longevidade da terapia antirretroviral altamente ativa. Assim, os doentes seropositivos procuram cuidados dentários de rotina em vez de tratamento episódico para as manifestações orais do VIH/SIDA, e os médicos dentistas devem saber como tratar adequadamente esses doentes.

Existe controvérsia na literatura relativamente à necessidade de cobertura antibiótica antes da realização de tratamentos dentários. Um pequeno subgrupo de doentes com doença VIH avançada pode necessitar de modificações personalizadas, tais como profilaxia antibiótica ou transfusão de produtos sanguíneos para os seus cuidados [48]. Se a contagem de granulócitos for superior a 500 células/μL de sangue, o tratamento endodôntico deve ser realizado sob cobertura antibiótica profilática. Os doentes com contagens de células CD4 inferiores a 200 células/μL podem sofrer de uma perturbação da coagulação sanguínea. Se a contagem de trombócitos for superior a 60.000 células/mm3, o tratamento dentário de rotina é possível sem o risco de hemorragia.

A anestesia de infiltração e/ou intraligamentar é preferida para evitar quaisquer complicações da anestesia de bloqueio. Podem ser prescritos bochechos antibióticos (clorexidina) 2-3 dias antes do tratamento para reduzir os microrganismos orais e evitar quaisquer complicações pós-operatórias.

O tratamento endodôntico de um doente infetado pelo VIH é efectuado em regime ambulatório. Estes doentes têm o mesmo prognóstico com o tratamento não cirúrgico do canal radicular que os doentes clinicamente saudáveis. ([49]) Por último, o médico deve estar consciente dos riscos profissionais no tratamento destes doentes, deve familiarizar-se com as diretrizes profilácticas pós-exposição do CDC, implementar medidas preventivas para evitar exposições profissionais e dar formação sobre riscos profissionais ao seu pessoal.

As feridas e os ferimentos com agulhas após procedimentos dentários que resultam em hemorragia e subsequente contaminação de instrumentos ou materiais representam o maior problema no que diz respeito à potencial transmissão viral ao pessoal clínico. O risco de seroconversão após um ferimento por picada de agulha com sangue infetado com VIH é de aproximadamente 0,03%. ([50,51])

É importante informar todos os membros do pessoal sobre a infeção do paciente antes de iniciar o tratamento para garantir a vigilância. Uma vez que o VIH pode ser encontrado tanto nos tecidos pulpares como no granuloma apical, a utilização de um dique de borracha é considerada obrigatória ([52]).

Com a utilização de instrumentos rotativos, não só os instrumentos utilizados como também a peça de mão devem ser desinfectados e esterilizados após cada tratamento. Um dentista não pode recusar eticamente um tratamento apenas por causa do estado de VIH do paciente.

<u>HEPATITE</u>

A hepatite é uma inflamação do fígado que pode resultar de causas infecciosas ou outras. A hepatite não infecciosa pode resultar da utilização excessiva ou prolongada de substâncias tóxicas, tais como medicamentos (por exemplo, acetaminofeno, álcool, halotano, cetoconazol, metildopa e metotrexato) ou, mais frequentemente, álcool).()[12]

Hepatite B

A hepatite viral é a doença hepática mais comum. O vírus B (VHB) é um vírus de ADN encapsulado que se replica no hepatócito. As vias de transmissão incluem o contacto sexual, o consumo de drogas intravenosas e a transmissão sanguínea mais comum em cirurgiões orais, periodontistas e endodontistas. Se um indivíduo não imunizado for exposto ao VHB, pode ser administrada imunoglobulina para proporcionar proteção após a exposição. (9)

Hepatite C

A infeção pelo vírus da hepatite C (VHC) é a principal causa de doença crónica do fígado. O VHC é um vírus ARN transmitido principalmente por via parentérica a partir de sangue infetado. As fontes de contágio incluem a transfusão de sangue (embora o risco tenha sido minimizado desde que são feitos testes e controlos do sangue do dador), a exposição percutânea através de instrumentos contaminados e a exposição profissional ao sangue. Os indivíduos em maior risco são os hemofílicos, os doentes em diálise e os utilizadores de drogas parentéricas. Outras vias de transmissão são o contacto sexual e o contágio perinatal e idiopático. [9]

Os médicos, dentistas, enfermeiros, pessoal de laboratório e pessoal dos centros de diálise correm um risco elevado de contrair a infeção. A prevalência do VHC varia muito entre países, sendo a mais elevada em vários países africanos e do Mediterrâneo Oriental[53] .

A frequência de exposição ao VHB foi a mais elevada entre os profissionais de saúde dentária, de acordo com um estudo realizado no Japão[54] . Mesmo após a introdução de muitos programas e estratégias, a infeção por hepatite continua a ser um problema de saúde em ambientes dentários.

Os problemas mais significativos associados às hepatites B e C em meio dentário incluem o risco de contágio viral por parte dos profissionais e dos pacientes (infeção cruzada), o risco de hemorragia em pacientes com doença hepática grave e alterações no metabolismo de certas substâncias medicamentosas que aumentam o risco de toxicidade[55] .

Verificou-se que o HBV e o HCV existem em várias superfícies do consultório dentário, mesmo muitos dias após o tratamento de doentes positivos com hepatite B e C[56] . O HCV pode permanecer estável à temperatura ambiente durante mais de 5 dias[57] .

Por conseguinte, as precauções padrão, ou seja, a utilização de métodos de barreira, com medidas corretas de esterilização e desinfeção, devem ser seguidas[55] . As técnicas convencionais de esterilização eliminam geralmente proteínas e ácidos nucleicos específicos (ADN do VHB e ARN do VHC) dos instrumentos dentários previamente infectados com o VHB e o VHC.

Num estado desfavorável, o tratamento eletivo é adiado. No entanto, se o tratamento for efectuado, o dentista deve dispor de agentes hemostáticos locais, tais como celulose oxidada e regenerada, bem como agentes antifibrinolíticos (ácido tranexâmico), plaquetas e vitamina K[55] . Se for sugerida uma profilaxia antibiótica, o médico que trata o doente deve ser consultado para determinar quais os medicamentos utilizados, as suas doses e as suas possíveis interações [58]

Doentes com hepatite ativa
Não deve ser prestado qualquer tratamento dentário, para além dos cuidados urgentes, a um doente com hepatite ativa, a não ser que o doente tenha atingido a recuperação clínica e bioquímica.

Doentes com antecedentes de hepatite
A maioria dos portadores de HBV, HCV e HDV não sabe que teve hepatite. Uma explicação é o facto de muitos casos de hepatite B e de hepatite C serem aparentemente ligeiros, subclínicos e ictéricos.
Estes casos podem ser essencialmente assintomáticos ou assemelhar-se a uma doença viral ligeira, pelo que não são detectados.

O tratamento endodôntico pode ser realizado nestes doentes com cuidados adequados de esterilização e protocolo de controlo de infeção. O fator mais importante é escolher quais os medicamentos e fármacos metabolizados no fígado que devem ser evitados. Medicamentos como eritromicina, metronidazol ou tetraciclinas devem ser totalmente evitados [59]). A ampicilina é o antibiótico de eleição, enquanto o acetaminofeno pode ser utilizado para aliviar a dor [60].

Os anti-inflamatórios não esteróides devem ser utilizados com precaução ou evitados, devido ao risco de hemorragia gastrointestinal e gastrite normalmente associada a doença hepática.

Os anestésicos locais são geralmente seguros, desde que a dose total não exceda 7 mg/kg, em combinação com epinefrina. Em caso de exposição acidental:

1. Lavar cuidadosamente a ferida sem esfregar, pois isso pode inocular o vírus nos tecidos mais profundos, durante vários minutos com água e sabão ou utilizando um desinfetante de eficácia comprovada contra o vírus (soluções de iodo ou formulações de cloro). A lógica subjacente a estas medidas consiste em reduzir o número de unidades virais para um valor inferior ao limiar necessário para causar infeção (a dose infecciosa).

2. Deve ser registada uma história médica e clínica completa e pormenorizada do paciente para excluir possíveis riscos

Recomendação aos médicos dentistas
*   Vacinação contra o VHB para todo o pessoal clínico - 0, 1, 6 meses
*   um mês depois - testar a imunidade ao HBV - anti HBs (apenas 80% das pessoas ficam imunes. Se o título de anti HBs for baixo - recomenda-se uma consulta com um hematologista e é necessário

outro programa de vacinação)

- novo teste de anti-HBs de 4 em 4 anos
- utilização de manuais de controlo de infecções e protocolos pós-

exposição

- lavar as mãos antes de tratar os doentes
- utilização rotineira de luvas e óculos de proteção
- utilização de máscaras e uniformes para proteção contra salpicos de sangue e saliva
- esterilizar termicamente as peças de mão entre pacientes
- controlo biológico dos esterilizadores térmicos
- instrumentos de turbina e individuais para cada paciente

todos os doentes com antecedentes de hepatite viral devem ser tratados como se fossem potencialmente infecciosos. [22]

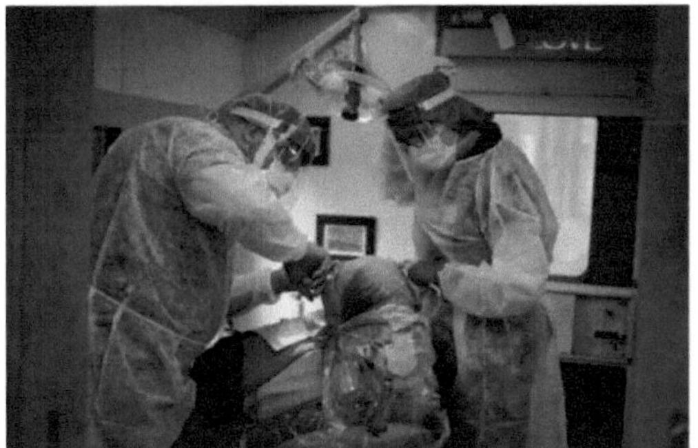

Fig. 15: Precauções tomadas pelos dentistas no tratamento de doentes com doenças infecciosas.

<u>Tuberculose</u>

A tuberculose é uma doença humana importante causada por um organismo infecioso e transmissível, o Mycobacterium tuberculosis. A tuberculose representa um importante problema de saúde global, responsável por doenças e mortes em grandes segmentos da população mundial. A doença propaga-se por inalação de gotículas infectadas e, normalmente, apresenta um período quiescente prolongado. A replicação do M. tuberculosis leva a uma resposta inflamatória e granulomatosa no hospedeiro, com o consequente desenvolvimento de sintomas pulmonares e sistémicos clássicos. ()[61]

Após o estabelecimento da infeção, os indivíduos sintomáticos apresentam manifestações pulmonares da doença, muitas vezes limitadas à periferia das regiões média e inferior do pulmão, embora a doença reactivada seja mais frequentemente encontrada nos ápices pulmonares. As infecções tuberculosas orais são raras, ocorrendo em 0,05 a 5% dos doentes com TB, embora quando as lesões estão presentes, consistem tipicamente em úlceras, fissuras ou inchaços no dorso da língua.

Os doentes com tuberculose recentemente diagnosticada, clinicamente ativa e com culturas de expetoração positivas não devem ser tratados em regime de ambulatório. O tratamento é melhor efectuado em ambiente hospitalar com isolamento adequado, esterilização (máscara, luvas, bata) e sistemas especiais de controlo de engenharia (ventilação) e máscaras de filtragem. ()[62]

Evitar o tratamento eletivo em doentes com doença ativa ou expetoração positiva ou que ainda estejam a tossir. Encaminhar o doente para um médico para avaliação se não tiver a certeza do seu estado. A maioria dos doentes tem culturas de expetoração negativas após três a quatro semanas de terapêutica (estreptomicina, isoniazida, rifampicina, etambutol, etc.) e não é infecciosa. Dado o aparecimento de formas multirresistentes, é necessário usar máscaras como medida preventiva. [1]

Administrative Controls
- Assign responsibility for managing TB infection control program.
- Conduct annual risk assessments.
- Develop written TB infection control policies for promptly identifying and isolating patients with suspected or confirmed TB for medical evaluation or urgent treatment.
- Ensure dental health care personnel are educated regarding the signs and symptoms of TB.
- Instruct patient to cover mouth when coughing and to wear a surgical mask.
- Screen newly hired personnel for latent TB infection and disease.
- Postpone urgent dental treatment if TB is suspected or active.

Environmental Controls
- Use airborne infection isolation room to provide urgent treatment to patients with suspected or confirmed TB.
- Use high-efficiency particulate air filters or UV-germicidal irradiation in settings with a high volume of patients with suspected or confirmed TB.
- Cover and clean and disinfect exposed patient area surfaces.
- Sterilize patient care items.

Respiratory Protection Controls
- Use respiratory protection (at least an N95 filtering face piece [disposable], N99 or N100 respirators) for exposed personnel when they are providing urgent dental treatment to patients with suspected or confirmed TB.
- Instruct TB patients to cover their mouth when coughing and to wear a surgical mask.

Fig. 16: Diretrizes do Centro de Controlo e Prevenção de Doenças: Precauções contra a tuberculose (TB) para utilização em ambientes dentários ambulatórios

Active Sputum-Positive Tuberculosis
* Consult with a physician before treatment.
* Perform urgent care only; palliate urgent problems with medication if contained facility in a hospital environment is not available.
* Perform urgent care that requires the use of a handpiece (in patients older than 6 years) only in a hospital setting with isolation, sterilization (gloves, mask, gown), and special respiratory protection.
* Treat those less than 6 years of age as a normal patient (noninfectious after consultation with physician to verify status).
* Treat patients who consistently produce negative sputum as normal (noninfectious—verify with physician).

Tuberculosis History Specifics
* Approach with caution; obtain thorough history of disease and its treatment duration, with appropriate review of systems.
* Obtain from patient a history of periodic chest radiographs and physical examination to rule out reactivation or relapse.
* Consult with physician and postpone treatment with identification of any of the following:
    * Questionable adequacy of treatment time
    * Lack of appropriate medical follow-up evaluation since recovery
    * Sign or symptom of relapse
* Treat as for normal patient if present status is "free of clinically active disease."

Recent Conversion to Positive Tuberculin Skin Test
* Verify evaluation by physician to rule out active disease.
* Verify completion of drug therapy with isoniazid for 9 months.
* Treat as normal patient.

Signs or Symptoms Suggestive of Tuberculosis
* Refer to a physician and postpone treatment.
* Treat as for a patient with sputum-positive status if treatment is necessary.

Fig. 17: Princípios de tratamento dentário para pacientes com historial de tuberculose

TRATAMENTO DENTÁRIO DE PACIENTES COM DOENÇAS PULMONARES

Asma

A asma é uma doença respiratória inflamatória crónica caracterizada por um estreitamento episódico e reversível, agudo ou subagudo, das vias respiratórias, ou broncoespasmo. A diminuição da atividade ciliar e o aumento das secreções são manifestações precoces seguidas de uma reação inflamatória. Há constrição do músculo liso com edema da mucosa brônquica e formação de muco tenaz, predispondo à infeção.()[1]

As crises abertas (flare-ups) podem ser provocadas por alergénios, ITU, exercício físico, ar frio, certos medicamentos (salicilatos, anti-inflamatórios não esteróides (AINE), medicamentos colinérgicos e bloqueadores β-adrenérgicos), produtos químicos, fumo e estados altamente emocionais como a ansiedade e o stress. [7]

Os sintomas e sinais típicos da asma consistem em pieira, episódios reversíveis de falta de ar (dispneia), tosse, aperto no peito e rubor. O início é geralmente súbito, com o pico dos sintomas a ocorrer dentro de 10 a 15 minutos. Um tratamento inadequado resulta em visitas ao Serviço de Urgência em cerca de 25% dos doentes. [63]

O principal objetivo do tratamento dentário de doentes com asma é a prevenção de um ataque agudo de asma. Os prestadores de cuidados de saúde oral têm de estar conscientes do potencial dos materiais e produtos dentários para agravar a asma. Estes artigos incluem dentífricos, selantes de fissuras, pó de esmalte dentário e metacrilato de metilo. As moldeiras de flúor e os rolos de algodão também têm sido implicados na promoção de eventos asmáticos.

O estado imunitário dos doentes depende do nível de medicamentos imunossupressores que estão a tomar. Apenas os doentes asmáticos mais gravemente afectados que estão a tomar grandes doses de corticosteróides sistémicos se enquadram nesta categoria. A mesma categoria de doentes também pode estar em risco de supressão adrenal. O médico deve considerar a necessidade de administração profiláctica de antibióticos para evitar complicações pós-operatórias e de terapia de substituição de corticosteróides para evitar uma crise adrenal aguda.

O posicionamento incorreto das pontas de sucção, dos tabuleiros de flúor ou dos rolos de algodão pode desencadear uma resposta hiper-reactiva das vias aéreas em indivíduos sensíveis. Os diques de borracha devem ser utilizados criteriosamente para evitar um possível comprometimento ou agravamento das vias respiratórias.

Se o doente utilizar um inalador broncodilatador, é essencial aconselhá-lo a trazer o inalador em cada visita ao dentista. A ansiedade é um fator desencadeante e os tratamentos dentários desencadeiam frequentemente um ataque asmático agudo. Uma abordagem bem planeada e sem queixas por parte do dentista e dos membros da equipa dentária pode ajudar a diminuir a ansiedade. (7)

Na eventualidade de um ataque asmático agudo durante o tratamento dentário, o médico deve interromper o procedimento, remover todos os instrumentos intra-orais e excluir a aspiração de corpos estranhos, e iniciar o protocolo de emergência para a gestão da exacerbação asmática aguda após o tratamento endodôntico: Devido à alergia, até 20% dos doentes com asma podem sofrer exacerbações graves da constrição dos brônquios após a ingestão de aspirina e outros anti-inflamatórios não esteróides, ou AINEs. Consequentemente, o analgésico de eleição para estes doentes é o acetaminofeno. No entanto, estudos recentes sugeriram que o uso diário ou semanal prolongado de acetaminofeno está associado a uma asma mais grave. Embora haja motivos para precaução, o acetaminofeno continua a ser o analgésico preferido dos doentes asmáticos.()[64]

A epinefrina contendo LA deve ser evitada, uma vez que o seu componente conservante de sulfito pode induzir ataques asmáticos agudos e reacções alérgicas. O posicionamento incorreto das pontas de sucção ou a utilização de rolos de algodão podem desencadear uma resposta hiper-reactiva das vias aéreas em indivíduos sensíveis. Os diques de borracha devem ser utilizados criteriosamente para evitar um possível comprometimento ou agravamento das vias respiratórias.

O posicionamento prolongado em decúbito dorsal, os aerossóis carregados de bactérias provenientes da placa bacteriana ou de lesões cariosas e a água nebulizada por ultra-sons também podem desencadear um ataque asmático no contexto dentário. No caso de um ataque asmático agudo durante o tratamento dentário, o médico deve interromper o procedimento, remover todos os instrumentos intra-orais e excluir a aspiração de corpos estranhos, e iniciar o protocolo de emergência para gerir a exacerbação asmática aguda.

Doença Pulmonar Obstrutiva Crónica (DPOC)

A doença pulmonar obstrutiva crónica (DPOC) é um termo coletivo para doenças pulmonares que incluem bronquite crónica, enfisema e doenças obstrutivas crónicas das vias respiratórias. Os doentes com DPOC têm problemas respiratórios principalmente devido à constrição das vias respiratórias. Representa a quarta causa mais comum de morte nos Estados Unidos. O tratamento médico é direcionado para a gestão dos sintomas agudos e crónicos, uma vez que a DPOC não pode ser completamente curada. As considerações endodônticas são as mesmas que na asma.([4])()[7]

TRATAMENTO DENTÁRIO DE PACIENTES GRÁVIDAS

A gravidez é um período único na vida de uma mulher, acompanhado por uma variedade de alterações fisiológicas, anatómicas e hormonais que podem afetar a forma como os cuidados de saúde oral são prestados. No entanto, estas pacientes não estão clinicamente comprometidas e não lhes deve ser negado tratamento dentário simplesmente porque estão grávidas. No entanto, mesmo uma gravidez saudável provoca grandes alterações na anatomia, fisiologia e metabolismo maternos. Estas podem incluir alterações nos sistemas cardiovascular, respiratório e gastrointestinal, bem como alterações na cavidade oral e maior suscetibilidade a infecções orais. (9)

Este período de 9 meses da vida de uma mulher não é apenas definido pelo desenvolvimento do feto, mas também pelas mudanças adaptativas que ela sofre para suportar a gravidez. Muitas mulheres queixam-se de vários sintomas que se desenvolvem durante este período. As queixas mais comuns incluem náuseas e vómitos, congestão nasal, azia, alteração do paladar e desejos alimentares, hiperventilação e falta de ar, e fadiga. Estes sintomas são frequentemente causados por alterações fisiológicas de vários sistemas, nomeadamente cardiovascular, respiratório, gastrointestinal, músculo-esquelético e hematológico. (65)

Exceto como parte de um bom programa de controlo da placa bacteriana, os cuidados dentários electivos devem ser evitados durante o primeiro trimestre devido à potencial vulnerabilidade do feto. O segundo trimestre é o período mais seguro para a prestação de cuidados dentários de rotina. A ênfase deve ser colocada no controlo da doença ativa e na eliminação de potenciais problemas que possam ocorrer mais tarde na gravidez ou durante o período pós-parto imediato, porque a prestação de cuidados dentários durante estes períodos é frequentemente difícil.

Uma reconstrução extensa ou procedimentos cirúrgicos significativos devem ser adiados para depois do parto. A parte inicial do terceiro trimestre ainda é uma boa altura para prestar cuidados dentários de rotina. No entanto, após o meio do terceiro trimestre, é melhor adiar os cuidados dentários electivos. Isto deve-se à crescente sensação de desconforto que muitas mulheres grávidas podem sentir. O tempo prolongado na cadeira do dentista deve ser evitado para prevenir a complicação da hipotensão supina. Se se desenvolver hipotensão supina, o facto de se rolar a doente para o lado esquerdo permite o retorno da circulação ao coração.

Marcar consultas curtas, permitir que o doente assuma uma posição semi-reclinada e encorajar mudanças frequentes de posição podem ajudar a minimizar os problemas. (7)

Normalmente, as doentes grávidas não estão imunocomprometidas; no entanto, na gravidez, há uma supressão do sistema imunitário materno em resposta ao feto, causando subsequentemente uma diminuição da imunidade mediada por células, bem como da atividade das células assassinas naturais.

As infecções odontogénicas têm o potencial de progredir rapidamente para infecções do espaço profundo, comprometendo eventualmente a via aérea orofaríngea. Além disso, as mulheres grávidas podem também necessitar de receita médica e/ou de analgésicos de venda livre para controlar a dor pulpar grave. Alguns destes medicamentos, em vez de terem efeitos benéficos, podem ter efeitos deletérios para o feto e para a mãe grávida. Por conseguinte, é imperativo que as infecções odontogénicas sejam tratadas prontamente em qualquer altura da gravidez. (4)

Category	US Food and Drug Administration risk stratification of drugs
A	Controlled studies in humans have failed to demonstrate a risk to the fetus, and the possibility of fetal harm appears remote
B	Animal studies have not been indicated fetal risk, and human studies have not been conducted, or animal studies have shown a risk, but controlled human studies have not
C	Animal studies have shown a risk, but controlled human studies have not been conducted, or studies are not available in humans or animals
D	Positive evidence of human fetal risk exists but in certain situations that drug may be used despite its risk
X	Evidence of fetal abnormalities and the fetal risk exists based on human experience, and the risk outweighs any possible benefit of use during pregnancy

Fig. 18: Categorias de medicamentos da FDA durante a gravidez

Poucos procedimentos são contra-indicados durante a gravidez. Não existe qualquer contraindicação para a utilização de procedimentos de diagnóstico necessários, tais como radiografias adequadas, desde que sejam seguidas as precauções de segurança normais. Se a cárie dentária for a fonte de dor ou infeção, devem ser prestados cuidados invasivos, como a terapia endodôntica, independentemente da fase de gravidez da paciente. Os procedimentos dentários electivos podem frequentemente ser realizados no segundo trimestre, quando a gravidez é maioritariamente dedicada à maturação. Embora alguns medicamentos possam ser prejudiciais para o feto, existem frequentemente alternativas seguras. (6)

Os anestésicos locais são um dos medicamentos mais utilizados pelos dentistas. A lidocaína e a prilocaína receberam uma classificação de categoria B da FDA quando administradas num intervalo terapêutico e devem ser escolhas de primeira linha para anestesia local em mulheres grávidas que não tenham qualquer contraindicação, como alergia. A bupivacaína, a mepivacaína e a articaína foram classificadas pela FDA na categoria C. (^{10} 5)

A destartarização coronal, o polimento e o planeamento radicular podem ser realizados em qualquer altura, conforme necessário para manter a saúde oral. No entanto, a medicina dentária geral de rotina só deve ser efectuada no segundo e terceiro trimestres de gravidez.

A organogénese está concluída no final do primeiro trimestre e o tamanho do útero não aumentou ao ponto de ser desconfortável sentar-se na cadeira do dentista. Para além disso, as náuseas cessam geralmente no final do primeiro trimestre. Os procedimentos electivos extensos devem ser adiados para depois do parto. Qualquer tratamento deve ser direcionado para o controlo de doenças, a manutenção de um ambiente oral saudável e a prevenção de potenciais problemas que possam ocorrer mais tarde na gravidez ou durante o período pós-parto. ( )[66]

Os primeiros 3 meses de gravidez são considerados vitais para o crescimento do feto. Foi recomendado que qualquer tratamento evitável no primeiro trimestre deve ser transferido para o trimestre seguinte para evitar qualquer ameaça de efeitos adversos do tratamento dentário ([10 4]).

Durante o primeiro trimestre (da conceção à 14ª semana), existe um grande risco de suscetibilidade ao stress e aos teratogénicos, e 50-75% de todos os abortos espontâneos ocorrem durante este período[65] . Evitar radiografias de rotina. Utilizar de forma selectiva e quando necessário.

No final do primeiro trimestre, o tamanho do útero não é suficientemente grande para tornar desconfortável sentar-se na cadeira de dentista e as náuseas geralmente diminuíram. Isto faz com que o segundo trimestre seja o período ideal para efetuar um tratamento endodôntico. No entanto, os procedimentos endodônticos electivos extensos devem ser adiados para depois do parto.

Durante o segundo trimestre (14-28ª semana), a organogénese está concluída e, por conseguinte, o risco para o feto é baixo. Alguns procedimentos dentoalveolares electivos e emergentes são realizados com maior segurança durante o segundo trimestre. Durante o terceiro trimestre (29ª semana até ao parto), embora não haja risco para o feto durante este trimestre, a grávida pode sentir um nível crescente de desconforto.

As consultas dentárias de curta duração devem ser marcadas com um posicionamento adequado na cadeira para evitar a hipotensão supina. A posição supina representa um risco acrescido de desenvolver TVP, por compressão da veia cava inferior, levando à estase venosa e à formação de coágulos. A posição ideal na cadeira de dentista é a posição de decúbito lateral esquerdo com
a nádega direita e a anca elevadas em 15 graus.

Drug	FDA category	Use in pregnancy	Use while breast-feeding
Local anesthetics: Injectable			
Articaine	C	Yes	Yes
Bupivacaine	B	Yes	Yes
Lidocaine	B	Yes	Yes
Mepivacaine	C	Yes	Yes
Prilocaine	B	Yes	Yes
Local anesthetics: Topical			
Benzocaine	C	Yes	Yes
Dyclonine	C	Yes	Yes
Lidocaine	B	Yes	Yes
Tetracaine	C	Yes	Yes
Analgesics			
Acetaminophen	B	Yes	Yes
Aspirin	C/D*	Do not use in 3rd trimester	Use cautiously
Diflunisal	C/D*	Do not use in 3rd trimester	Use cautiously
Etodolac	B/D*	Do not use in 3rd trimester	Yes
Flurbiprofen	B/D*	Do not use in 3rd trimester	Yes
Ibuprofen	B/D*	Do not use in 3rd trimester	Yes
Ketorolac	B/D*	Do not use in 3rd trimester	Yes
Ketoprofen	B/D*	Do not use in 3rd trimester	Yes
Naproxen	B/D*	Do not use in 3rd trimester	Yes
Codeine	C	Low dose, short duration acceptable	Yes
Oxycodone	B	Low dose, short duration acceptable	Yes
Meperidine	B	Low dose, short duration acceptable	Use cautiously
Propoxyphene	C	Low dose, short duration acceptable	Use cautiously
Antimicrobials			
Penicillin	B	Yes	Yes
Amoxicillin	B	Yes	Yes
Amoxicillin + clavulonic acid	B	Yes	Yes
Cloxacillin	B	Yes	Yes
Cephalosporins	B	Yes	Yes
Erythromycins	B	Yes (do not use estolate)	Yes
Clindamycin	B	Yes	Yes
Clarithromycin	C	Use cautiously	Yes
Azithromycin	B	Yes	Yes
Tetracycline	D	No	Yes
Doxycycline	D	No	No
Metronidazole	B	Use cautiously	Use cautiously
Nystatin	B	Yes	Yes
Ketoconazole	C	Use cautiously	No
Fluconazole	C	Use cautiously	No
Chlorhexidine rinse	B	Yes	Yes

Fig 19: Medicamentos utilizados na gravidez

Além disso, não existe qualquer contraindicação para a utilização de procedimentos de diagnóstico considerados necessários, tais como radiografias adequadas, durante a gravidez de uma doente, desde que sejam seguidas as precauções de segurança normais. Estas precauções incluem a colimação do feixe, película de alta velocidade, exposições limitadas e proteção da doente com avental de chumbo. Estima-se que a série média de películas dentárias de boca inteira possa expor o feto a 1x105 rads de radiação, muito abaixo do risco tetragénico para o feto. [65]

Os episódios de grande alegria, ansiedade ou medo podem ser comuns durante a gravidez. Quando combinados com medos ou fobias dentárias, as pacientes grávidas podem atrasar ou evitar os cuidados dentários. A ansiedade pode levar a aumentos transitórios da tensão arterial, perturbações gastrointestinais, hiperventilação ou cólicas uterinas. Muitas vezes, o aconselhamento e a abordagem das causas dos medos da paciente ajudam a aliviar a sintomatologia. [38]

TRATAMENTO DENTÁRIO DE PACIENTES COM DOENÇAS RENAIS

Os rins são órgãos essenciais responsáveis por uma multiplicidade de funções corporais. Um dos papéis mais importantes é a regulação do volume intravascular e da concentração de fluidos no corpo através da produção de urina. Além disso, os rins estão envolvidos na regulação da pressão arterial, na desintoxicação de substâncias nocivas, na secreção de hormonas, no controlo do equilíbrio ácido/base e na concentração de vários electrólitos, entre muitas outras funções. ()[70]

O rim compensa a perda de um nefrónio através da hipertrofia dos restantes nefrónios. Assim, a função renal é mantida até que cerca de 50% dos nefrónios funcionais tenham sido perdidos. Os sintomas de insuficiência renal começam a surgir quando se atinge este ponto.

A doença renal pode ser causada por condições agudas (ou seja, infeção bacteriana, obstrução do trato urinário ou danos no parênquima renal) ou crónicas. A doença renal crónica (DRC) é enfatizada neste capítulo porque os doentes com DRC têm maior probabilidade de se apresentarem para cuidados dentários do que os doentes com doença aguda. A doença renal crónica é um problema mundial cuja prevalência continua a aumentar. [67][68]

A insuficiência renal aguda (IRA) é caracterizada por uma redução súbita e significativa da taxa de filtração glomerular (TFG). A IRA pode resultar de causas pré-renais, intrinsecamente renais ou pós-renais. Os doentes com IRA não são normalmente adequados para cuidados dentários electivos. [71]

A insuficiência renal crónica é uma doença lentamente progressiva caracterizada por uma redução irreversível da taxa de filtração glomerular. A progressão desta doença começa com uma diminuição assintomática da função renal e acaba por resultar numa doença renal terminal (ESRD).( )[6]

A ESRD é potencialmente fatal, a menos que o doente seja submetido a diálise ou transplante renal. A diálise pode assumir a forma de hemodiálise, que representa 90% do tratamento dialítico, ou de diálise peritoneal. Este tratamento remove fluidos e resíduos e equilibra electrólitos e bases ácidas por difusão e osmose através de uma membrana semipermeável.( )[6]

A DRC está associada a muitos problemas médicos graves; assim, os dentistas precisam de reconhecer o estado clínico destes doentes e devem estar cientes dos possíveis resultados adversos, bem como dos princípios de uma gestão adequada. [69]

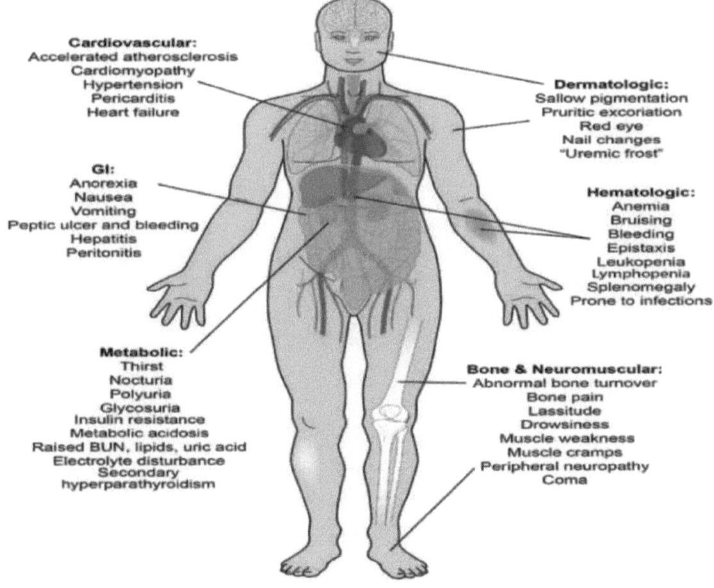

Fig. 20: Caraterísticas clínicas da insuficiência renal crónica. (Cortesia de Matt Hazzard, Universidade de Kentucky.

As opções de tratamento existentes vão desde medidas simples baseadas em alterações na dieta e no estilo de vida, até às diferentes formas de diálise (hemodiálise e diálise peritoneal), passando pelo transplante renal. A consulta com o nefrologista é essencial antes da realização de qualquer tratamento dentário, de forma a determinar o estado do doente, definir o melhor momento para o tratamento dentário, introduzir os ajustes farmacológicos necessários ou estabelecer outros aspectos importantes para a prevenção de complicações na clínica dentária. (9)

Oral manifestations	
Uraemia	bad odour, metallic taste
Xerostomia	due to reduced fluid intake, polypharmacy, salivary gland dysfunction and sleep apnoea.
Pallor	paleness of mucous membranes
Uremic stomatitis	uncommon finding related to uraemia painful bleeding, hyperkeratotic ventral tongue, buccal mucosa
Bleeding	gingival bleeding, petechiae, ecchymosis resulting from platelet dysfunction
Gingival hyperplasia	secondary to use of cyclosporine, calcium channel blockers
Erosion	erosion of lingual surfaces due to frequent vomiting and nausea
Periodontal disease Pulp obliteration, enamel hypoplasia Delayed dental eruption	related to altered calcium and phosphate metabolism
Altered bone composition	renal osteodystrophy resulting in decreased trabeculation, loss of cortication, giant cell radiolucency and soft tissue calcifications increased fracture risk during extractions
Caries	decreased due to bacteriostatic effect of urea
Infections	candidiasis, cytomegalovirus following transplantation
Mucosal lesions	lichenoid lesions, oral hairy leucoplakia secondary to immunosuppression
Malignancy	potential increase risk of epithelial dysplasia and carcinoma following renal transplantation. Immunosuppression predisposes mucosa to viral tumours such as Kaposi's sarcoma or non-Hodgkin lymphoma

Fig. 21: Manifestações orais da Insuficiência Renal Crónica.

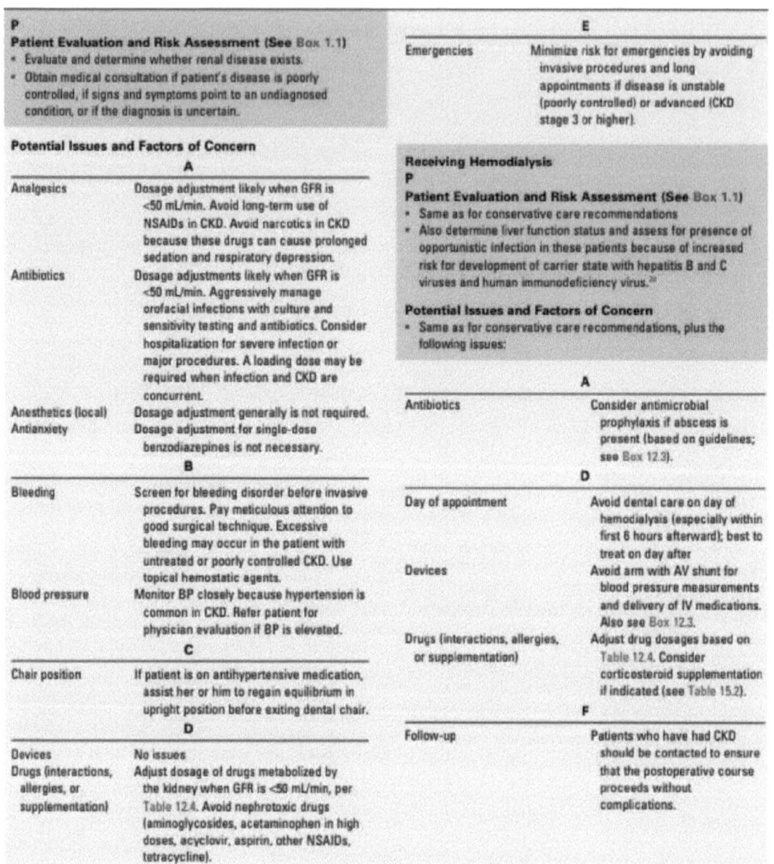

Fig. 22: Considerações sobre o tratamento dentário em pacientes com doença renal em fase terminal sob cuidados conservadores

Para doentes com Doença Renal Crónica

A doença renal crónica está associada à deterioração progressiva da função renal, resultando numa redução da taxa de filtração glomerular. Os medicamentos utilizados para o seu tratamento tendem a alterar as manifestações orais comuns associadas à doença. Os doentes requerem considerações especiais para o tratamento endodôntico devido à maior tendência para episódios hemorrágicos, infecções odontogénicas e interações medicamentosas.

Para os doentes com doença renal com tratamento médico conservador, os episódios frequentes de hipertensão exigem a monitorização constante da pressão arterial durante o procedimento.

Os medicamentos nefrotóxicos, como as tetraciclinas e os aminoglicosídeos, devem ser rigorosamente evitados. Os antibióticos como a amoxicilina/clavulanato, a eritromicina, a azitromicina e os analgésicos como o paracetamol e o ibuprofeno não requerem qualquer alteração da dose nestes doentes. ()[72]

<u>Para doentes em hemodiálise</u>

Estes doentes têm tendências hemorrágicas devido à ureia e à hemodiálise ([73]).

Durante a hemodiálise, o sangue do doente é anticoagulado com heparina para facilitar o transporte do sangue ([74]).

Por este motivo, os procedimentos endodônticos com risco de hemorragia não devem ser efectuados no dia da hemodiálise. O tratamento dentário deve ser iniciado num dia após a diálise, para garantir a ausência de heparina circulante ([75]).

Os anestésicos locais, como a lidocaína, são geralmente seguros e podem ser administrados na sua dose habitual, e a anestesia pode ser conseguida através de infiltração, enquanto o bloqueio do nervo não é geralmente aconselhado, exceto se for considerado necessário devido a tendências hemorrágicas. Estes doentes devem ser submetidos a análises completas do hemograma e do perfil de coagulação antes de iniciarem a endodontia cirúrgica e os bloqueios nervosos na terapia não cirúrgica dos canais radiculares. Ao realizar procedimentos endodônticos que tendem a sangrar, pode ser administrado sulfato de protamina para bloquear o efeito anticoagulante. No entanto, a hemorragia pode ocorrer devido à disfunção plaquetária e a um potencial estado anémico que exige a precaução de medidas hemostáticas. Estes doentes são altamente propensos ao risco de infeção e à possibilidade de transmissão do vírus da hepatite B, do vírus da hepatite C e do VIH. Devem ser efectuados testes de diagnóstico adequados para confirmar os resultados negativos para estas infecções. [2]

Embora se preveja um risco acrescido de hemorragia nestes doentes, podem ser utilizadas várias modificações de gestão para reduzir a probabilidade de hemorragia grave:

- Realizar o tratamento dentário no momento ideal, geralmente no dia seguinte à hemodiálise, porque no dia da diálise os doentes estão normalmente fatigados e podem ter tendência para sangrar. A atividade da heparina dura 3 a 6 horas após a infusão, pelo que é prudente adiar o tratamento até que o medicamento seja eliminado da corrente sanguínea.

- Obtenção do encerramento primário e, se necessário, utilização de pressão e agentes hemostáticos locais (por exemplo, esponja de gelatina absorvível, trombina, celulose oxidada, colagénio absorvível, penso de quitosano e cianoacrilato). O ácido tranexâmico pode ser utilizado (ver Capítulo 24), mas a dosagem deve ser ajustada em consulta com o médico.

- Realização de intervenções cirúrgicas de grande porte no dia seguinte ao final da semana de tratamento de hemodiálise para proporcionar tempo adicional para a retenção do coágulo antes de a diálise ser retomada. Por exemplo, para um doente com um regime de hemodiálise semanal de segunda, quarta e sexta-feira, a cirurgia efectuada no sábado permite um dia adicional para a estabilização do coágulo antes de a hemodiálise ser retomada na segunda-feira da semana seguinte.

- Contactar o nefrologista, conforme indicado, para solicitar que a dose de heparina seja reduzida ou eliminada durante a primeira sessão de hemodiálise após o procedimento cirúrgico. De notar que a hemodiálise pode ser efectuada sem heparina quando a hemostase e a retenção do coágulo são especialmente críticas.

- Administrar sulfato de protamina (normalmente por um médico) se for necessário tratamento dentário no dia da hemodiálise. Este agente bloqueia os efeitos anticoagulantes da heparina.

<u>Para doentes com doença renal em fase terminal</u>

O fluxo salivar pode estar diminuído, resultando em xerostomia e infecções da parótida. (7[76,7]) A candidíase é mais frequente quando o fluxo salivar está diminuído. Os doentes queixam-se frequentemente de um sabor alterado ou metálico e a saliva tem uma composição alterada, um pH mais elevado e pode ter um odor caraterístico a amoníaco, que resulta de um elevado teor de ureia.

São observadas alterações específicas nos dentes. A hipoplasia e a hipocalcificação do esmalte são evidentes quando a ESRD começa numa idade precoce. Na dentição em desenvolvimento, foi registada uma descoloração castanho-avermelhada e um ligeiro atraso na erupção. Pode ser observada erosão dentária devido a vómitos persistentes. Foi documentado o estreitamento ou a obliteração da polpa. [78,79] No entanto, a cárie não é uma caraterística porque a ureia salivar inibe os produtos finais metabólicos da placa bacteriana e aumenta a capacidade de tamponamento da saliva, impedindo assim uma queda do pH suficiente para atingir níveis cariogénicos.

As alterações ósseas específicas dos maxilares acompanham a insuficiência renal crónica. A alteração óssea mais classicamente descrita é a tríade de perda da lâmina dura, osso desmineralizado (resultando num aspeto de "vidro despolido") e lesões radiolúcidas localizadas e expansivas dos maxilares (granulomas centrais de células gigantes, também designados por tumores castanhos), estas últimas resultantes de hiperparatiroidismo secundário.

Outros achados ósseos incluem trabeculações alargadas, perda de corticação, locais de extração calcificados (a chamada "esclerose do alvéolo") e calcificações metastáticas nos tecidos moles e no crânio.

<u>Para doentes com transplante renal</u>

É importante que, nos primeiros 6 meses após o transplante, se evite qualquer tratamento dentário eletivo[80] . O tratamento com corticosteróides, inibidores da calcineurina (Cs, tacrolimus) e inibidores da proliferação de linfócitos (azatioprina e micofenolato mofetil) é comum em pacientes renais e, portanto, eles estarão num estado imunossuprimido. A profilaxia antibiótica, de acordo com as diretrizes do nefrologista, é obrigatória antes do procedimento endodôntico.

Ter em atenção o crescimento excessivo das gengivas se o doente estiver a tomar ciclosporina. A infeção oral deve ser tratada de forma agressiva e pode exigir hospitalização para antibióticos intravenosos e uma monitorização mais rigorosa da infeção (vias respiratórias, etc.).

Como muitos fármacos são metabolizados através dos rins, a dosagem renal deve ter em conta a semi-vida prolongada do fármaco, aumentando o intervalo entre as doses de medicação. Em particular, os medicamentos antibióticos devem ser ajustados para a dosagem renal. Os AINEs devem ser evitados em doentes com insuficiência renal devido aos seus efeitos nefrotóxicos, mas já não precisam de ser evitados quando o doente tem doença renal em fase terminal.

Para doentes sob terapêutica com corticosteróides

Para estes doentes, é necessário avaliar se o doente está atualmente a fazer terapêutica com esteróides ou se existe um historial de ingestão de esteróides durante 2 semanas ou mais nos últimos 2 anos. Nestas condições, o médico do doente deve ser consultado caso seja necessária uma dose adicional de esteróides e confirmar as doses de esteróides pré e pós-procedimento para evitar o risco de crise suprarrenal [7]. O aumento da dose não é obrigatório se a dose de prednisolona for <7,5 mg/dia. As consultas matinais devem ser preferidas para estes pacientes.

TRATAMENTO DENTÁRIO DE PACIENTES COM DISTÚRBIOS HEMORRÁGICOS

Muitos procedimentos dentários estão associados a hemorragia pós-operatória que, na maioria dos casos, é auto-limitada e não problemática. No entanto, algumas pessoas têm um risco acrescido de hemorragia devido a perturbações hemorrágicas hereditárias, em que mesmo procedimentos invasivos relativamente pequenos podem precipitar um episódio hemorrágico prolongado. ( )[81]

Embora os pacientes com distúrbios hemorrágicos congénitos tenham um risco acrescido de hemorragia significativa devido a procedimentos invasivos de cirurgia dentária e oral (2[8, 83]), a maioria dos tratamentos dentários não cirúrgicos de rotina pode ser prestada num consultório dentário geral. (4)[8, 85]

Os quatro métodos através dos quais o dentista pode identificar o doente que pode ter um problema de hemorragia são aqui enumerados. As competências adquiridas através da aplicação destes métodos determinam até que ponto os dentistas podem proteger certos doentes dos perigos de hemorragia excessiva após o tratamento cirúrgico dentário.

Os quatro métodos de avaliação dos riscos consistem no seguinte:
* Um historial completo
* Exame físico
* Testes laboratoriais clínicos de rastreio
* Observação de hemorragia excessiva após um procedimento cirúrgico

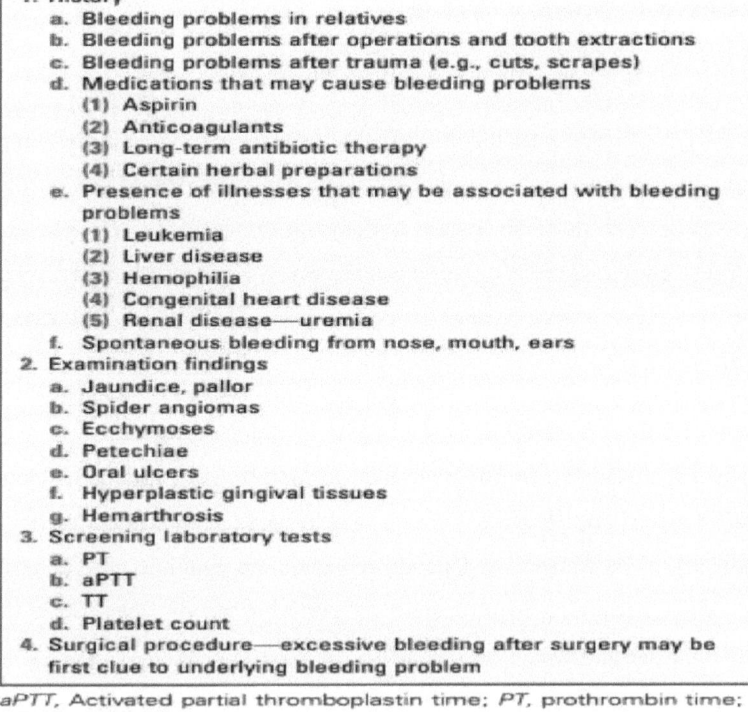

1. History
   a. Bleeding problems in relatives
   b. Bleeding problems after operations and tooth extractions
   c. Bleeding problems after trauma (e.g., cuts, scrapes)
   d. Medications that may cause bleeding problems
      (1) Aspirin
      (2) Anticoagulants
      (3) Long-term antibiotic therapy
      (4) Certain herbal preparations
   e. Presence of illnesses that may be associated with bleeding problems
      (1) Leukemia
      (2) Liver disease
      (3) Hemophilia
      (4) Congenital heart disease
      (5) Renal disease—uremia
   f. Spontaneous bleeding from nose, mouth, ears
2. Examination findings
   a. Jaundice, pallor
   b. Spider angiomas
   c. Ecchymoses
   d. Petechiae
   e. Oral ulcers
   f. Hyperplastic gingival tissues
   g. Hemarthrosis
3. Screening laboratory tests
   a. PT
   b. aPTT
   c. TT
   d. Platelet count
4. Surgical procedure—excessive bleeding after surgery may be first clue to underlying bleeding problem

aPTT, Activated partial thromboplastin time; PT, prothrombin time; TT, thrombin time.

Fig. 23: Reconhecimento clínico do doente com "hemorragia"

Testes laboratoriais de rastreio

O dentista pode utilizar quatro testes laboratoriais clínicos para despistar distúrbios hemorrágicos nos doentes: contagem de plaquetas, aPTT, PT e TT.

A contagem de plaquetas é pedida para despistar a trombocitopenia.

O teste aPTT é utilizado para medir o estado das vias intrínseca e comum da coagulação. Este teste reflecte a capacidade de coagulação do sangue remanescente nos vasos na área da lesão. Será prolongado em doenças da coagulação que afectem as vias intrínseca e comum (hemofilia, doença hepática) e em casos de fibrinólise excessiva.

O teste PT é utilizado para medir o estado das vias extrínsecas e comuns da coagulação. Este teste reflecte a capacidade de coagulação do sangue perdido dos vasos na zona da lesão. Estará prolongado em casos de deficiência de fator VII (o que é raro) e em doenças que afectam a via comum e a fibrinólise. Este exame é geralmente normal em doentes com defeitos da via intrínseca (hemofilia).

O teste TT utiliza a trombina como agente ativador do teste; assim, mede apenas a capacidade do fibrinogénio para formar um coágulo inicial. Como os FDPs tendem a prolongar o TT, este teste torna-se razoavelmente sensível para distúrbios da fibrinólise. Quando realizado em conjunto com os testes PT e aPTT, permite a identificação de perturbações da coagulação que envolvem a última "fase" da sequência - por exemplo, se o PT, aPTT e TT estiverem todos prolongados, o problema no sistema de coagulação ocorreria no ponto de conversão do fibrinogénio no coágulo inicial.[86][87]

Se forem positivos, os resultados destes testes de rastreio orientam o hematologista para a possível origem de uma doença hemorrágica e permitem a seleção de testes mais específicos para identificar a natureza do defeito.

```
1. PT—activated by tissue thromboplastin
   a. Tests extrinsic and common pathways.
   b. Control should be run.
   c. Normal PT is 11 to 15 seconds, depending on laboratory.
   d. Control must be in normal range.
2. aPTT—initiated by phospholipid platelet substitute and
   activated by addition of contact activator (kaolin)
   a. Tests intrinsic and common pathways.
   b. Control should be run.
   c. Normal aPTT is 25 to 35 seconds, depending on laboratory.
   d. Control must be in normal range.
3. TT—activated by thrombin
   a. Tests ability to form initial clot from fibrinogen.
   b. Controls should be run.
   c. Normal TT is 9 to 13 seconds.
4. Platelet count
   a. Tests platelet phase for adequate number of platelets.
   b. Normal count is 140,000 to 400,000/µL.
   c. Clinical bleeding problem can occur if count is less than
      50,000//µL.
```

aPTT, Activated partial thromboplastin time; PT, prothrombin time;
TT, thrombin time.

Fig. 24: Testes laboratoriais de rastreio para deteção de uma potencial "hemorragia"

Alguns dos distúrbios hemorrágicos são a hemofilia (tipo A e B), a doença de von Willebrand, os distúrbios da função plaquetária, a trombocitopenia, a hipofibrinogenemia e a disfibrinogenemia.

Hemofilia

As hemofilias são um grupo de doenças hemorrágicas hereditárias em que um dos factores de coagulação é deficiente. As duas mais comuns são a hemofilia A (deficiência do fator VIII) e a B (deficiência do fator IX). Os indivíduos com hemofilia (doença hemorrágica hereditária) não sangram mais profusamente do que um indivíduo com coagulação normal, mas podem sangrar durante um período de tempo mais longo[88] e podem ter uma hemorragia retardada devido à instabilidade do coágulo.

Existem dois tipos principais de hemofilia: a hemofilia A é a mais comum, representando aproximadamente 85% de todos os casos de hemofilia, e é caracterizada por uma deficiência do fator VIII. A hemofilia B é caracterizada por uma deficiência do fator IX. Ambos os tipos de hemofilia são herdados como doenças recessivas ligadas ao X e partilham manifestações clínicas idênticas[89] .

O tratamento endodôntico é geralmente de baixo risco para pacientes com distúrbios hemorrágicos. O procedimento endodôntico não cirúrgico pode ser realizado sem qualquer modificação na terapia anticoagulante, embora seja importante verificar se o valor do rácio normalizado internacional (INR) do doente se encontra no intervalo terapêutico de (2-3,5), especialmente se for necessária uma injeção de bloqueio nervoso[90] .

A cirurgia periapical pode representar um desafio maior para a hemostase, mesmo para os doentes bem mantidos dentro da gama terapêutica; por conseguinte, é necessária uma consulta com o hematologista do doente para desenvolver um plano de tratamento adequado. É importante que o procedimento seja efectuado cuidadosamente, com o comprimento de trabalho do canal radicular calculado para garantir que os instrumentos não passam pelo ápice do canal radicular.

No hemostatic cover required	Hemostatic cover required
Buccal infiltration	Inferior dental block
Intrapapillary injections	Lingual infiltrations
Intraligamentary injections	

Fig 25 ¿Técnicas de anestesia **dentária** e terapia de substituição de factores

O hipoclorito de sódio deve ser utilizado para irrigação em todos os casos, seguido da utilização de pasta de hidróxido de cálcio para controlar a hemorragia. A dor dentária pode normalmente ser controlada com um analgésico ligeiro, como o paracetamol (acetaminofeno) e preparações à base de codeína. [91] A aspirina não deve ser utilizada devido ao seu efeito inibidor da agregação plaquetária. A utilização de qualquer medicamento anti-inflamatório não esteroide (AINE) deve ser discutida previamente com

o hematologista do doente devido ao seu efeito na agregação plaquetária.
Os antibióticos só devem ser prescritos se houver disseminação local ou
sinais de infeção sistémica. Não há contra-indicações para nenhum dos
antibióticos em doentes com doenças hemorrágicas congénitas.

<u>Pacientes em terapia anti-coagulante</u>

A gestão de doentes sob terapêutica anticoagulante depende do tipo de
anticoagulante, do motivo da terapêutica anticoagulante e do tipo de
procedimento planeado. Os anticoagulantes Warfarin (Comnadin- DuPont
Pharmaceuticals, Wilmington, DE) são normalmente prescritos para o
tratamento ou a prevenção de eventos tromboembólicos. Esta categoria de
anticoagulante funciona bloqueando a formação de protrombina e outros
factores de coagulação.

O valor do rácio normalizado internacional (INR) é o padrão aceite para
medir o tempo de protrombina (PT). O intervalo terapêutico desejado para o
INR situa-se geralmente entre 2 e dependendo da indicação médica
subjacente para a terapia anticoagulante.()[6]

O tratamento não-cirúrgico do canal radicular não requer, normalmente, a
modificação da terapia anticoagulante, embora seja importante verificar se o
INR do paciente está dentro da faixa terapêutica, especialmente se for
necessária uma injeção de bloqueio nervoso. A cirurgia periapical pode
apresentar um desafio maior para a hemostase, mesmo para pacientes bem
mantidos dentro da faixa terapêutica. A visibilidade de campo claro
normalmente necessária para o tratamento cirúrgico adequado da
extremidade da raiz pode não ser possível em pacientes sob terapia
anticoagulante. É necessário consultar o médico do doente para o ajudar a

desenvolver um plano de tratamento adequado. Alguns doentes podem tolerar a interrupção da terapêutica com varfarina 2 dias antes de um procedimento cirúrgico planeado para permitir que o INR "desça".

A aspirina, o clopidogrel e o dipiridamol são os medicamentos frequentemente recomendados para os doentes com tendência para perturbações da coagulação e paragem cardíaca. Em doentes mais susceptíveis, o clopidogrel é combinado com a aspirina para um efeito aditivo. Antes de obter o consentimento do cardiologista para suspender o clopidogrel, o risco sistémico potencial deve ser cuidadosamente avaliado e todas as medidas para evitar instrumentação excessiva e cirurgias peri-radiculares devem ser consideradas como a melhor alternativa possível para suspender os antiplaquetários e anticoagulantes.

As condições de alto risco incluem:
1. Stents coronários com eluição de fármacos colocados no prazo de 12 meses
2. Stent coronário de metal nu no prazo de 1 mês após a colocação.

Nestas condições, a decisão de encaminhamento deve ser considerada apenas para doenças invasivas. ()[2]

```
1. INR Goal of 2.5 with a range from 2 to 3
   a. Venous thrombosis prophylaxis
   b. Treatment of pulmonary embolism
   c. Prevention of systemic embolism
   d. Tissue heart valves
   e. Acute myocardial infarction
   f. Atrial fibrillation

2. INR goal of 3 with a range from 2.5 to 3.5
   a. Most mechanical prosthetic heart valves
   b. Prevention of recurrent myocardial infarction
```

Fig. 26: Rácios normalizados internacionais recomendados para procedimentos
cirúrgicos.

Independentemente da abordagem de gestão selecionada, recomenda-se vivamente a consulta com o médico do doente e a realização de um teste INR no dia da cirurgia. A hospitalização e a conversão para terapia com heparina podem ser consideradas em casos especiais, mas o paciente, o médico e o cirurgião devem pesar cuidadosamente os riscos potenciais em relação aos resultados e benefícios esperados.

Sabe-se que a terapia com aspirina em baixas doses aumenta o tempo de sangramento ao inibir irreversivelmente a agregação plaquetária. Não devem ser necessárias modificações no tratamento para procedimentos não cirúrgicos de canal radicular. No entanto, os procedimentos cirúrgicos requerem uma avaliação da razão e da necessidade da terapia com aspirina. Tem sido prática comum aconselhar os doentes a interromperem a terapêutica com aspirina durante 7 a 10 dias antes de um procedimento cirúrgico oral.

Em doses terapêuticas baixas (100 mg/dia), a aspirina pode aumentar o tempo de hemorragia e potencialmente complicar os procedimentos cirúrgicos. No entanto, Ardekian et al. concluíram que a terapêutica com baixas doses de aspirina (100 mg/dia) *não* deve ser interrompida antes de procedimentos de cirurgia oral e que a hemorragia pode ser controlada por medidas locais.

A terapêutica com doses mais elevadas pode apresentar um maior risco de hemorragia durante ou após a cirurgia. Embora um doente sob terapêutica com aspirina possa não estar em risco elevado de hemorragia intra ou pós-operatória significativa, uma preocupação na cirurgia periapical são os problemas de visibilidade criados pelo sangue a escorrer.

Aconselha-se a consulta do médico do doente para determinar a razão médica para a terapêutica com aspirina e para ponderar os riscos e benefícios da interrupção da aspirina antes da cirurgia proposta. Deve ser possível efetuar uma cirurgia periapical sem interromper a terapêutica com aspirina, se necessário, mas a visibilidade durante o procedimento pode ficar comprometida e o prognóstico pode diminuir em conformidade.()[6]

DOENTES SUBMETIDOS A QUIMIO/RADIOTERAPIA

Os cancros que são passíveis de cirurgia e não afectam a cavidade oral requerem poucas modificações no plano de tratamento. Os doentes que já foram ou estão a ser submetidos a radioterapia, quimioterapia e outros que tomam medicamentos bifosfonatos requerem uma consideração especial relativamente ao seu tratamento dentário. Antes do início do tratamento do cancro, o doente deve ser sempre cuidadosamente avaliado por um dentista. Os principais objectivos das medidas dentárias preventivas são a remoção de qualquer infeção oral, patologia ou factores de risco, de modo a obter uma situação de saúde oral estável, evitando a necessidade de procedimentos dentários invasivos num futuro próximo ou intermédio. ()[92]

Sempre que possível, os dentes não restauráveis e aqueles com mau prognóstico periodontal a longo prazo devem ser extraídos mais de 2 semanas antes da radioterapia. Os dentes sintomáticos não vitais podem ser tratados endodonticamente pelo menos 1 semana antes do início da quimioterapia. As terapias endodônticas e protéticas conservadoras de dentes com bom prognóstico devem ser concluídas. A American Heart Association (AHA) recomendou a profilaxia antibiótica, uma vez que os doentes com cancro podem ter cateteres susceptíveis de infeção. Esta recomendação é controversa na literatura. ()[93]

No caso de um doente a receber quimioterapia, a contagem de leucócitos e o estado das plaquetas devem ser cuidadosamente monitorizados antes do início do procedimento dentário. Os procedimentos endodônticos podem ser efectuados se a contagem de neutrófilos for superior a 2000 células por mm cúbico e as plaquetas forem superiores a 50 000 por mm cúbico.

A osteonecrose pós-radiação (PRON) resulta de alterações induzidas pela radiação nos maxilares, pode surgir em ossos expostos a radiação elevada e é caracterizada por uma exposição óssea assintomática ou dolorosa.

As medidas preventivas e os protocolos utilizados para reduzir a radionecrose incluem a seleção da terapia endodôntica em detrimento da extração, procedimentos cirúrgicos atraumáticos, utilização de anestésicos locais sem lidocaína que não contenham ou contenham baixas concentrações de epinefrina e antibióticos profilácticos mais antibióticos durante a semana de cicatrização[94] . Embora o tratamento endodôntico não cirúrgico seja um procedimento relativamente seguro, é essencial ter cuidado.

DOENTES QUE TOMAM MEDICAMENTOS ANTI-REABSORTIVOS E ANTI-ANGIOGÉNICOS

Os bifosfonatos são utilizados no tratamento de doentes com cancro da mama metastático, mieloma múltiplo, doença de Paget do osso, hipercalcemia de malignidade e para doentes com metástases ósseas documentadas de qualquer tumor sólido (cancro da próstata, cancro do pulmão e carcinomas de células renais).

Os bisfosfonatos são inibidores da reabsorção óssea. A remodelação óssea é uma função fisiológica normal. Remove e substitui o osso danificado por novo tecido ósseo elástico [95]. Os bisfosfonatos inibem a função dos osteoclastos, impedem a renovação óssea e têm propriedades anti-angiogénicas [96] [97]

A gestão da osteonecrose dos maxilares associada aos bisfosfonatos representa um desafio adicional para os profissionais.

Em 2014, a Associação Americana de Cirurgiões Orais e Maxilofaciais (AAOMS) sugeriu a alteração da nomenclatura de osteonecrose da mandíbula relacionada com bisfosfonatos (BRONJ) para MRONJ para acomodar o número crescente de casos de osteonecrose envolvendo a maxila e a mandíbula associados a outras terapias anti-reabsortivas (denosumab) e anti-angiogénicas[98].

A MRONJ ou osteonecrose dos maxilares relacionada com medicamentos é uma reação adversa grave aos medicamentos, que se manifesta como uma destruição óssea progressiva na região maxilofacial dos doentes. O tratamento dentário dos doentes que recebem terapia com bifosfonatos orais ou intravenosos é principalmente de natureza preventiva.

Os bifosfonatos intravenosos (IV) são utilizados para tratar doenças associadas ao cancro, bem como a hipercalcemia de neoplasias malignas, eventos esqueléticos relacionados com metástases ósseas de tumores sólidos e para o tratamento de lesões líticas relacionadas com o mieloma múltiplo. Os doentes que tomam bisfosfonatos intravenosos correm um risco mais elevado de desenvolver ONJ associada aos bisfosfonatos do que os que tomam BPs orais.

Os BPs orais são utilizados para tratar a osteoporose, a osteopenia ou outras doenças menos comuns, como a doença de Paget e a osteogénese imperfeita. O inibidor do ligando RANK (denosumab) é um medicamento anti-reabsorção que inibe a função dos osteoclastos, diminui a reabsorção óssea e aumenta a densidade óssea ($9^{9,}1^{00}$). É utilizado em doentes afectados por osteoporose ou doenças ósseas metastáticas. Os medicamentos anti-angiogénicos impedem o desenvolvimento de novos vasos sanguíneos, bloqueando a cascata de sinalização da angiogénese. [101]

Os doentes osteoporóticos que iniciam a terapêutica oral com BP devem ser informados sobre o risco de desenvolverem MRONJ. Devem ser fornecidos aos doentes documentos informativos e educativos sobre os conhecimentos actuais em matéria de MRONJ, bem como instruções para comunicarem rapidamente todos os sinais e sintomas. Recomenda-se o acompanhamento clínico-radiológico periódico. Deve ser sublinhada a importância da higiene oral e da saúde dentária [98] Os dados são limitados, pelo que deve ser obtido um consentimento informado para um risco não quantificável de desenvolvimento de MRONJ a longo prazo. O risco de desenvolver MRONJ associado aos BPs orais é muito baixo, e aumenta quando a duração da terapêutica excede os 4 anos [10,2].

A endodontia não cirúrgica em vez da extração do dente deve ser realizada sempre que possível, mesmo que o dente não seja restaurável. Os procedimentos cirúrgicos endodônticos e todos os procedimentos invasivos que envolvam lesão óssea não são recomendados.

Considerar o BONJ ao desenvolver um diagnóstico diferencial de dor nãoodontogénica. Os procedimentos endodônticos devem ser efectuados com cuidado para evitar traumas nos tecidos periodontais circundantes. A colocação de diques de borracha com grampos deve evitar o impacto no tecido gengival, ou deve ser considerada uma técnica de isolamento modificada (técnica de dique dividido).

Devem ser evitados erros de procedimento que resultem em danos nos tecidos periodontais (perfuração ou danos no forame apical). Um melhor conhecimento da anatomia do canal radicular, uma instrumentação cuidadosa, uma medição correta do comprimento de trabalho e a utilização de um microscópio operatório e de um localizador eletrónico do ápice são ferramentas úteis.

A colocação de uma banda de matriz subgengival deve ser evitada. Deve ser considerado um procedimento de decoronação e tratamento endodôntico das raízes restantes para dentes com destruição coronal extensa, margem subgengival ou se não forem restauráveis. O dente pode ser deixado com um selamento permanente ou preparado como um pilar de sobredentadura.

Utilize toda a equipa de cuidados de saúde, incluindo o dentista geral do doente, o oncologista e o cirurgião oral, ao desenvolver o plano de tratamento para estes doentes. Tenha em atenção que a base de conhecimentos sobre o MRONJ está a aumentar rapidamente e é provável que estas recomendações possam mudar com o tempo. O profissional prudente é encorajado a rever continuamente as publicações para conhecer os novos desenvolvimentos e tratamentos na terapêutica anti-escorpitiva.()[103]

CONCLUSÃO

Existe sempre o potencial para o desenvolvimento de uma emergência médica num doente clinicamente comprometido. Estes doentes constituem uma percentagem cada vez maior da população devido aos rápidos avanços da medicina, que aumentaram drasticamente a taxa de sobrevivência associada à maioria das doenças. Nunca é demais salientar a importância de uma anamnese pormenorizada. Todos os dentistas e pessoal dos consultórios dentários devem estar preparados para reconhecer e tratar respostas adversas utilizando as diretrizes actuais adequadas.

As emergências dentárias podem ocorrer a qualquer momento; no entanto, é importante lembrar que nenhum tratamento deve ser efectuado sem planeamento prévio, uma vez que isso pode resultar em problemas adicionais. Um historial completo do paciente pode chamar a atenção do médico para potenciais emergências médicas que possam ocorrer.

Embora exista um vasto leque de doenças sistémicas, esta compilação de literatura centrou-se apenas em condições selecionadas que necessitam de cuidados máximos. Embora o tratamento endodôntico tenha sido a escolha preferida para estes doentes, anteriormente estes doentes eram encaminhados para o hospital ou o seu tratamento era adiado até se atingir um estado de saúde física ótimo. A principal razão para este facto era a formação inadequada na gestão destas condições nas clínicas dentárias.

Hoje em dia, os endodontistas estão mais bem equipados com conhecimentos aplicáveis às doenças sistémicas e podem proporcionar um tratamento endodôntico de alto nível e, ao mesmo tempo, minimizar o potencial problema relacionado com a saúde geral do paciente.

BIBLOGRAFIA

1) Lockhart PB, Oral Medicine and Medically Complex Patients (Medicina Oral e Pacientes Clinicamente Complexos). Sexta edição.

2) Rajeswari k, Kandaswamy D, Karthick S, Gestão endodôntica de pacientes com complicações sistémicas. J Pharm Bioall Sci 2016;8:32-5.

3) Jain A, Samant PS, Kumar N, Sinha S, Verma K, Considerações endodônticas num doente clinicamente comprometido: Uma visão geral. Jornal Asiático de Saúde Oral e Ciências Afins 2013;3(2).

4) Wynne C, Endodontia em pacientes sistemicamente comprometidos. (https://doi.org/10.1007/978-3-319-60997-3_12)

5) IB Bender et al ,The Relationship of systemic diseases to endodontic failures and treatment procedures. Associação Americana de Endodontia, Vol 16; Pg 9.

6) JOHNSON BRR, FISCHER J, epstein JB, o paciente endodôntico clinicamente complexo.

7) Little JW, dental management of the medically compromised patient. Nona edição.

8) The Seventh Report of the Joint National Committee on Prevention, Detection, Evaluation, and Treatment of High Blood Pressure, National High Blood Pressure Education Program, Bethesda (MD):

National Heart, Lung, and Blood Institute (US); 2004 Aug. Report No.: 04-5230

9) Gupta S, Jakhar D, gestão de pacientes medicamente comprometidos em endodontia. Revista Internacional de Investigação Atual 2019;11(8): 6171-6177.

10) Hupp JR, Doença Cardíaca Isquémica: considerações sobre a gestão dentária. Dent Clin N Am 50 (2006) 483-491

11) ROSE LF, Oral care for patients with cardiovascular disease and stroke. JADA, Vol. 133, junho de 2002.

12) Guggenheimer J, Eghtesad B, Stock DJ. Gestão dentária do doente transplantado de órgãos (sólidos). Oral Surg Oral Med Oral Pathol Oral RadiolEndod 2003;95(4):383-9.

13) Goran K. Hansson, M.D., Ph.D, N Engl J Med 2005;352:1685-95.

14) Malamed SF. Angina de peito. In: Emergências médicas no consultório dentário. 5ª edição. St. Louis (MO): Mosby; 2000. p. 437-51

15) Selwyn AP, Braunwald E. Ischemic heart disease. In: Kasper DL, Fauci AS, Longo DL, et al, editores. Harrison's principles of internal medicine. 16ª edição. New York: McGraw-Hill; 2005. p. 1434-44.

16) J. Bruce Bavitz, Dental Management of Patients with Hypertension (Gestão Dentária de Pacientes com Hipertensão). Dent Clin N Am 50

(2006) 547-562.

17) Rosendorff C. Tratamento de doentes hipertensos com doença cardíaca isquémica. In: Izzo JL Jr, Black HR (eds): Hypertension Primer: The Essentials of High Blood Pressure: Basic Science, Population Science,and Clinical Management. Philadelphia, PA: Lippincott Williams & Wilkins; 2003. Pp. 456-459.

18) James PA, 2014 Diretrizes baseadas em evidências para o tratamento da pressão arterial elevada em adultos Relatório dos membros do painel nomeados para o oitavo comité nacional conjunto (JNC 8). JAMA. 2014;311(5):507-520.

19) Hogan J, A avaliação e a importância da hipertensão no ambiente odontológico. Dent Clin N Am 56 (2012) 731-745.

20) Warburton G, Doença Cardíaca Valvular e Insuficiência Cardíaca: Considerações sobre a gestão dentária. Dent Clin N Am 50 (2006) 493-512.

21) Wilson W, Taubert KA, Circulation. Associação Americana do Coração 2007; 116:1736-1754.

22) American Academy of Periodontology (1996) Periodontal management of patients with cardiovascular diseases . Jornal de Periodontologia , 67 : 627 - 635

23) Egea JJS, Diabetes mellitus, inflamação periapical e resultado do

tratamento endodôntico Med Oral Patol Oral Cir Bucal. 2012 Mar 1;17 (2):e356-61.

24) G.W. BELL, D.M. LARGE E S.C. BARCLAY ;Cuidados de Saúde Oral na Diabetes Mellitus, Dent Update 1999; (26): 322-330.

25) Juan J. Segura-Egea et al; Association between diabetes and the prevalence of radiolucent periapical lesions in root-filled teeth: systematic review and meta-analysis.

26) A l. Diabetes tipo I. Clin Chem 1999;45: 1920-27

27) Standards of Medical Care in Diabetes-2019 Abridged for Primary Care Providers Associação Americana de Diabetes

28) Baynest HW, Classificação, Fisiopatologia, Diagnóstico e Gestão da Diabetes Mellitus. Baynes J Diabetes Metab 2015, 6:5.

29) Viver com a diabetes. http : //www. diabetes. org/living-with diabetes/treatment-and-care/oral-health-and-hygiene/.

30) Montoya-Carralero JM, Saura-Pérez M, Canteras-Jordana M, Morata-Murcia IM. Redução dos níveis de HbA1c após tratamento não cirúrgico da doença periodontal em diabéticos tipo 2. Med Oral Patol Oral Cir Bucal. 2010;15:808-12.

31) Wang CH, Chueh LH, Chen SC, Feng YC, Hsiao CK, Chiang CP. Impacto da diabetes mellitus, hipertensão e doença arterial coronária na extração de dentes após tratamento endodôntico não cirúrgico. J

Endod. 2011;37:1-5.

32) Association between diabetes and non-retention of root filled teeth: systematic review and meta-analysis D. Cabanillas-Balsera, J. Martín-González, P. Montero-Miralles, B. Sánchez-Domínguez, M. C. Jiménez-Sánchez, J. J. Segura-Egea, Endodontic Section, Department of Stomatology, School of Dentistry, University of Sevilla, Sevilla, Spain.

33) Azodo CC. Tendências actuais na gestão da diabetes mellitus: a perspetiva do dentista. J Postgrad Med. 2009;11:113-29.

34) Cohen S, Hargreaves KM. Pathways of the pulp (Vias da polpa). 9ª ed., St. Louis, MO: Mosby; 2006. p. 85.

35) Mc Kenna SJ. Dental management of patients with diabetes. Dent Clin N Am. 2006;50: 591-606

36) Ingle JI, Bakland LK, Baumgartner JC. Endodontia de Ingle. 6ª ed. Hamilton: BC Decker Inc.; 2008. p. 763

37) Suchina JA, Levine D, Flaitz CM. Avaliação clínica e radiológica retrospetiva do tratamento endodôntico não cirúrgico na infeção pelo vírus da imunodeficiência humana (VIH). J Contemp Dent Ract. 2006;7:1-8.

38) Quesnell BT, Alves M, Hawkinson RW Jr. O efeito do vírus da imunodeficiência humana no resultado do tratamento endodôntico. J

Endod. 2005;31:633.

39) AIDS epidemic update, Genebra, OMS/ONUSIDA, 2009; disponível em http://www.unaids.org/en/media/unaids/contentassets/dataimport /pub/report/2009/jc1700_epi_ update_2009_en.pdf. .

40) Blankston JN, Siliciano RF. Immunopathogenesis of human immunodeficiency virus infection (Imunopatogénese da infeção pelo vírus da imunodeficiência humana). Capítulo 386 em: Goldman L, Schafer AI, eds. Cecil Textbook of Medicine. 25 ed. Elsevier; 2016:1580-1590, ISBN 978-1 -4377-1604-7.

41) Dale Sannisha K, Traeger L, O'Cleirigh C, et al. Elevada prevalência de síndrome metabólica e risco de doença cardiovascular entre as pessoas com VIH em TAR estável. AIDS Patient Care STDS. 2016;30(5):215-220. https://doi.org/10.1089/apc.2015.0340.

42) Muyanja D, Muzoora C, Muyingo A, et al. Elevada prevalência de síndrome metabólica e risco de doença cardiovascular entre pessoas com VIH em TAR estável no Sudoeste do Uganda. AIDS Patient Care STDS. 2016;30(1):4-10. doi:10.1089/apc.2015.0213.

43) Philbin MM, Parker CM, Parker RG, et al. The promise of preexposure prophylaxis for black men who have sex with men: an ecological approach to attitudes, beliefs, and barriers (A promessa da profilaxia pré-exposição para homens negros que fazem sexo com

homens: uma abordagem ecológica das atitudes, crenças e barreiras). AIDS Patient Care STDS. 2016;30(6): 282-290. doi:10.1089/apc.2016.0037.

44) Campo J, Cano J, del Romero J, et al. Riscos de complicações orais após procedimentos dentários invasivos e não invasivos em pacientes seropositivos. Oral Dis. 2007;13:110-116.

45) Profilaxia pós-exposição ocupacional para o VIH: a perspetiva da PEPline. Top HIV Med. 2010;18:174-177

46) Williams M. The HIV positive dentist in the United Kingdom the decline of the undiagnosed clinician (O dentista seropositivo no Reino Unido: o declínio do clínico não diagnosticado). J Am Med Dent Assoc. 1999;130:509-20.

47) Bonito AJ, Patton LL, Shugars DA, et al. Gestão de pacientes dentários que são seropositivos. Evidence Report/Technology Assessment No. 37 (Contrato 290-97-0011 com o Research Triangle Institute-University of North Carolina at Chapel Hill Evidencebased Practice Center). Publicação AHRQ n.º 01-E042. Rockville, MD: Agência para a Investigação e Qualidade dos Cuidados de Saúde; 2002

48) Goldman M, Cloud GA, Wade KD, Reboli AC, Fichtenbaum CJ, Hafner R, et al. Um estudo aleatório sobre a utilização de fluconazol

em terapia contínua versus episódica em doentes com infeção avançada pelo VIH e uma história de candidíase orofaríngea: AIDS Clinical Trials Group Study 323/Mycoses Study Group Study

49) Quesnell BT, Alves M, Hawkinson RW Jr. O efeito do vírus da imunodeficiência humana no resultado do tratamento endodôntico. J Endod. 2005;31:633

50) Petereit G, Kirch W. Arzneimittelkommission: Beryfliche HIV-exposition und medikamentosePostexpositionsprophylaxe. Zahnartl Mitt. 1997;87:72-3.

51) Marcus U. Riscos e caminhos do VIH- Ubertragung. Auswirkungen auf Epidemiologie und Pravention der HIV- Infektion. BundesgesundheitsblattGesundheitsforschungGesundheitsschutz. 2001;44:554-61

52) Gerner NW, Hurlen B, Dobloug G, Brandtzag P. Tratamento endodôntico e imunopatologia do granuloma periapical num doente com SIDA. Endod Dent Traumatol. 1988;4:127-31

53) Papatheodoridis G, Hatzakis A. Public health issues of hepatitis C virus infection (Questões de saúde pública relacionadas com a infeção pelo vírus da hepatite C). Melhor Prática Res Clin Gastroenterol. 2012;26:371- 80.

54) Nagao Y, Matsuoka H, Kawaguchi T, Ide T, Sata M. HBV and HCV

infection in Japanese dental care workers. Int J Mol Med. 2008;21:791-9.

55) Grau-García-Moreno DM. Tratamento dentário de pacientes com doença hepática. Med Oral. 2003;8:23

56) Younai FS, Murphy DC, Kotelchuck D. Exposições ocupacionais ao sangue num ambiente de ensino dentário: resultados de um estudo de vigilância de dez anos. J Dent Educ. 2001;65:436-48.

57) Lodi G, Porter SR, Scully C. Infeção pelo vírus da hepatite C: revisão e implicações para o dentista. Oral Surg Oral Med Oral Pathol Oral RadiolEndod. 1998;86:8-22..

58) Centros de Controlo e Prevenção de Doenças (CDC). Recomendações actualizadas do CDC para a gestão de prestadores de cuidados de saúde e estudantes infectados com o vírus da hepatite B. MMWR Recomm Rep. 2012;61:1-40

59) Golla K, Epstein JB, Cabay RJ. Doença hepática: perspectivas actuais sobre o tratamento médico e dentário. Oral Surg Oral Med Oral Pathol Oral RadiolEndod. 2004;98:516-21.

60) Krasteva A, Panov VE, Garoval M, Velikova R, Kisselova A, Krastev Z. Hepatite B e C em medicina dentária. JMAB. 2008;14:38-40.

61) Padrões de Diagnóstico e Classificação da Tuberculose em Adultos e Crianças. Esta declaração oficial da American Thoracic Society e dos

Centers for Disease Control and Prevention foi adoptada pelo Conselho de Administração da ATS, em julho de 1999. Am J Respir Crit Care Med. 2000;161(4 Pt 1): 1376-1395

62)	Taylor Z, Nolan CM, Blumberg HM, et al. Controlo da tuberculose nos Estados Unidos. Recommendations from the American Thoracic Society, CDC, and the Infectious Diseases Society of America. MMWR Recomm Rep. 2005;54(RR-12):1-81

63)	Gibson PG, McDonald VM, Marks GB. Asthma in older adults. Lancet. 2010;376(9743):803-813.

64)	Hunt LW, Frigas E, Butterfield JH, Kita H, Blomgren J, Dunnette SL, et al. Treatment of asthma with nebulized lidocaine: a randomized, placebo-controlled study. J Allergy Clin Immunol. 2004;113:853-9

65)	Rosene-Montella K, Powrie RO. Syncope. In: Lee RV, Rosene-Montella K, Barbour LA, et al, editores. Medical care of the pregnant patient (Cuidados médicos da paciente grávida). Philadelphia: ACP-ASIM; 2000. P. 381-4

66)	Gordon MC. Fisiologia materna na gravidez. In: Gabbe SG, Niebyl JR, Simpson J, editores. Obstetrics: normal and problem pregnancies. 4a ed., New York. New York: Churchill Livingstone; 2002. P. 63-91.

67)	Foundation NK Global facts: about kidney disease. https://www.kidney.org/kidneydisease/global-facts	-about-kidneydisease. Acedido em 26 de março de 2016.

68) Saran R, Li Y, Robinson B, et al. Relatório Anual de Dados de 2015 do Sistema de Dados Renais dos EUA: Epidemiologia da doença renal nos Estados Unidos. Am J Kidney Dis. 2016;67(3 suppl 1):A7-A8.

69) Grams ME, Chow EK, Segev DL, et al. Lifetime incidence of CKD stages 3-5 in the United States (Incidência ao longo da vida da DRC nos estádios 3-5 nos Estados Unidos). Am J Kidney Dis. 2013;62(2):245- 252.

70) Svirsky JA, Nunley J, Dent CD, et al. Considerações dentárias e médicas de pacientes com doença renal. J Calif Dent Assoc 1998;26(10):761.

71) A l. Diabetes tipo I. Clin Chem 1999;45: 1920-27.

72) De la Rosa García E, Mondragon Padilla A, Aranda Romo S, Bustamante Ramírez MA. Sintomas, sinais e lesões da mucosa oral em pacientes diabéticos com doença renal em fase terminal e sem doença renal em fase terminal. Med Oral Patol Oral Cir Bucal. 2006;11:E467- 73.

73) Hedges SJ, Dehoney SB, Hooper JS, Amanzadeh J, Anthony J. Evidence-based treatment recommendations for uremic bleeding. Nat Clin Pract Nephrol. 2007;3:138-53

74) Sharma DC, Pradeep AR. End stage renal disease and its dental management. N Y State Dent J. 2007;73:43-7.

75) Klassen JT, Krasko BM. O estado de saúde dentária dos doentes em diálise. J Can Dent Assoc. 2002;68:34-8. 99. Gudapati A, Ahmed P, Rada R. Dental management of patients with renal failure. Gen Dent. 2002;50:508-10

76) Gavalda C, Bagan J, Scully C, et al. Pacientes em hemodiálise renal: achados orais, salivares, dentários e periodontais em 105 casos adultos. Oral Dis. 1999;5(4):299-302.

77) Kho HS, Lee SW, Chung SC, et al. Manifestações orais e caudal salivar, pH e capacidade tampão em doentes com doença renal em fase terminal submetidos a hemodiálise. Oral Surg Oral Med Oral Pathol Oral RadiolEndod. 1999;88(3):316-319

78) Davidovich E, Davidovits M, Eidelman E, et al. Fisiopatologia, terapia e implicações orais da insuficiência renal em crianças e adolescentes: uma atualização. Pediatr Dent. 2005;27(2):98-106.

79) Proctor R, Kumar N, Stein A, et al. Oral and dental aspects of chronic renal failure. J Dent Res. 2005;84(3):199-208.

80) Gudapati A, Ahmed P, Rada R. Gestão dentária de pacientes com insuficiência renal. Gen Dent. 2002;50:508-10

81) Cannon PD, Dharmar VT. Procedimentos cirúrgicos orais menores em

pacientes que tomam anticoagulantes orais - um estudo controlado. Aust Dent J. 2003;48:115-8.

82) Hewson ID, Daly J, Hallett KB, et al. Declaração de consenso dos dentistas hospitalares que prestam tratamento dentário a doentes com doenças hemorrágicas hereditárias. Aust Dent J. 2011;56:221-6.

83) Heiland M, Weber M, Schmelzle R. Hemorragia com risco de vida após extração dentária num doente com hemofilia A com inibidores do fator VIII: relato de um caso. J Oral Maxillofac Surg. 2003;61:1350-3.

84) Dougall A, Fiske J. Access to special care dentistry, parte 5. Segurança. Br Dent J. 2008;205: 177-90.

85) Dougall A, O'Mahoney B. Evaluation of a collaborative model of shared care designed to increase access to preventive and restorative dentistry for patients with haemophilia (Avaliação de um modelo colaborativo de cuidados partilhados concebido para aumentar o acesso a medicina dentária preventiva e restauradora para pacientes com hemofilia). Haemophilia. 2010;16(Suppl 4):50. (Abs no 11FP04).

86) Karsan A, Harlan JM, et al. A parede dos vasos sanguíneos. In: Hoffman R, Furie B, McGlave P, eds. Hematology: Basic Principles and Practice. 5th ed. Philadelphia: Churchill Livingstone, Elsevier;

2009:1805-1818.

87) Furie B, Furie B, et al. Bases moleculares da coagulação sanguínea. In: Hoffman R, Furie B, McGlave P, eds. Hematology: Basic Principles and Practice. 5th ed. Philadelphia: Churchill Livingstone, Elsevier; 2009:1819-1836.

88) Berry E, Hilgartner M, Mariani G, Sultan Y. Membros do Conselho Médico Consultivo, Federação Mundial de Hemofilia. In: Jones P, editor. Haemophilia: facts for health care professionals. Genebra: Organização Mundial de Saúde; 1996.

89) Bolton-Maggs PH, Pasi KJ. Haemophilias A e B. Lancet. 2003;361:1801-9.

90) Robertson D, Nusstein J, Reader A, Beck M, McCartney M. A eficácia anestésica da articaína na infiltração bucal de dentes posteriores mandibulares. J Am Dent Assoc. 2007;138:1104-12.

91) Jafri SM. Tromboprofilaxia periprocedimento em pacientes recebendo terapia anticoagulante crónica. Am Heart. 2004;147:3-15.

92) Hellstein JW, Adler RA, Edwards B, Jacobsen PL, Kalmar JR, Koka S, et al. Gerir os cuidados de pacientes que recebem terapia anti-reabsortiva para prevenção e tratamento da osteoporose: Resumo executivo das recomendações do Conselho de Assuntos Científicos da Associação Dentária Americana. J Am Dent Assoc. 2011;142:1243-

51.

93) Documento de posição da Associação Americana de Cirurgiões Orais e Maxilofaciais sobre osteonecrose da mandíbula relacionada com medicamentos. 2014.

94) Delmas PD. Clinical potential of RANKL inhibition for the management of postmenopausal osteoporosis and other metabolic bone diseases. J Clin Densitom. 2008;11:325-38

95) Fizazi K, Carducci M, Smith M, Damião R, Brown J, Karsh L, et al. Denosumab versus ácido zoledrónico para o tratamento de metástases ósseas em homens com cancro da próstata resistente à castração: A randomised, double-blind study. Lancet. 2011;377:813-22.

96) Tenore G, Palaia G, Gaimari G, Brugnoletti O, Bove L, Lo Giudice R, et al. Osteonecrose dos maxilares relacionada com medicamentos (MRONJ): atualização etiológica. Senses Sci. 2014;1:147-52.

97) Lo JC, O'Ryan FS, Gordon NP, Yang J, Hui RL, Martin D, et al. Prevalência de osteonecrose da mandíbula em pacientes com exposição oral a bisfosfonatos. J Oral Maxillofac Surg. 2010;68:243-53

98) Associação Americana de Endodontia, Colegas para a Excelência, outono de 2012. Osteonecrose dos maxilares associada a bisfosfonatos.

99) Thomson PJ, Greenwood M, Meekan JG. General medicine and surgery for dental practitioners (Medicina geral e cirurgia para dentistas). Parte 6: cancro, radioterapia e quimioterapia. Br Dent J. 2010;2:65-8.

100) Principal JHP. Dental care for cancer patients. Can Med Assoc J. 1983;128:1062-3

101) Ott SM. Segurança a longo prazo dos bisfosfonatos. J Clin Endocrinol Metab. 2005;90:1897-9

102) Rogers MJ, Watts DJ, Russell RG. Overview of bisphosphonates. Cancer. 1997;80:1652-60.

103) Fleisch H. Development of bisphosphonates (Desenvolvimento de bisfosfonatos). Investigação do Cancro da Mama. 2002;4:30-4

104) Giglio JA, Lanni SM, Laskin DM, Giglio NW. Cuidados de saúde oral para a paciente grávida. J Can Dent Assoc. 2009; 75:43-8.

105) Yuan K, Wing LY, Lin MT. O papel patogénico dos factores angiogénicos nos granulomas piogénicos da gravidez é modulado pelas hormonas sexuais femininas. J Periodontol. 2002; 73:701-8.

106) Javier Fernández-et al;Prevalência de doenças sistémicas entre os pacientes que solicitam consulta dentária nos sistemas público e privado, Med Oral Patol Oral Cir Bucal. 2012 Jan 1;17 (1): e89-93.

107) Suchina JA, Levine D, Flaitz CM, Nichols CM, Hicks MJ. Avaliação

Retrospetiva Clínica e Radiológica do Tratamento Endodôntico Não Cirúrgico na Infeção pelo Vírus da Imunodeficiência Humana (HIV). J Contemp Dent Pract 2006 fevereiro;(7) 1:001-008.

108) AriadnaClaramunt Lozano, M GraciaSarrión Perez, Carmen GavaldáEsteve; Considerações dentárias em pacientes com problemas respiratórios, J Clin Exp Dent. 2011;3(3): e222-7.

109) Jover-Cerveró A, Bagán JV, Jiménez-Soriano Y, Poveda-Roda R. Gestão dentária na insuficiência renal: Pacientes em diálise. Med Oral Patol Oral Cir Bucal. 2008 Jul 1;13(7): E419-26.

110) Ouanounou e D. A. Haas et al; Drug therapy during pregnancy: IN BRIEF implications for dental practice; British dental journal volume 220 no. 8 apr 22 2016.

111) James Guggenheimer, DDS,a Bijan Eghtesad, MD,b e Debra J. Stock, MS; Dental management of the (solid) organ transplant patient ; Pittsburgh, University of Pittsburgh ; (Oral Surg Oral Med Oral Pathol Oral RadiolEndod 2003;95:383-9).

112) Mauri-Obradors E, Estrugo-Devesa A, Jané-Salas E, Viñas M, López López J. Oral manifestations of Diabetes Mellitus. Uma revisão sistemática. Med Oral Patol Oral Cir Bucal. 2017 Sep 1;22 (5): e586-94.

113) Masoud Parirokh, Mohammad Jafar Eghbal ;A frequência de

pacientes medicamente comprometidos em consultórios de endodontia no Irão ; Iranian Endodontic Journal 2013;8(2):48:51

114) Sanda Mihaela Popescu, Monica Scrieciu,VeronicaMercut ; Hypertensive Patients and Their Management in Dentistry; ISRN Hypertension, Volume 2013, Artigo ID 410740

115) Nobuyuki Kawashima, DDS, PhD; Cinética de Macrófagos e Células Linfóides Durante o Desenvolvimento de Lesões Periapicais Experimentalmente Induzidas em Molares de Ratos: A Quantitative Immunohistochemical Study; vol 22, no. 6, june 1996

116) Siqueira JRJF, Rôças IN (2014) Estado atual e direções futuras em microbiologia endodôntica. Endod Topics 30:3-22

117) Kunin, C. M., e Finland, M.: Persistência de Antibióticos no Sangue de Pacientes com Insuficiência Renal Aguda. III. Penicilina, Estreptomicina, Eritromicina e Canamicina, J. Clin. Invest. 38: X509-1519, 1959.

118) Anderson, R.J., e outros. Infection risk factors in immunosuppressed hosts (Factores de risco de infeção em hospedeiros imunodeprimidos). Am J Med ; 54:453-459, 1973

119) GEENEE JW, Hitiken B, Doblong; J. Beandz P (1988) Endodontic treatment and immunopathology of periapical granuloma in AIDSpatient. Endodontia e Traumatologia Dentária 4,127-31

120) HURLEN B, GERNEE N W ; Imunodeficiência adquirida

(SIDA) - complicações no tratamento dentário.

Revista Internacional de OrnJSurgerif 11,148-50.

121) D Thean, M Alberghini; Australian Dental Journal 2016;(61): 149156

122) BJORN HURLEN E NINA WIENCKE GERNER;Síndrome da

imunodeficiência adquirida (SIDA) - complicações no tratamento

dentário;Int. J. Oral Surg, 1984: 13: 148-150

123) Alghofaily M and Alsalleeh F (2022) Levels of Anxiety and Fear

Related to Non-Surgical Root Canal Treatment Performed by

Endodontic Residents and Endodontists. Front. Dent. Med. 3:851834

124) Anna Miura: Comorbilidades psiquiátricas em pacientes com

Odontalgia AtípicaJournal of Psychosomatic Research 104 (2018) 35-

40

125) Ildiko J. M arton; Overlapping Protective and Destructive Regulatory

Pathways in Apical Periodontitis, JOE - Volume 40, Número 2,

fevereiro de 2014

126) Atul Jain; Considerações endodônticas num paciente clinicamente

comprometido: Uma visão geral, Asian Journal of Oral Health and

Allied Sciences 2013, Volume 3, Edição 2.

127) Bedwinek JM, Shukovsky LJ, Fletcher GH, et al: Osteoradionecrose

em pacientes tratados com radioterapia definitiva para carcinomas de células escamosas da cavidade oral e da naso e orofaringe. Radiologia 119:665-667, 1976

128) Cerveró, A. Jover, et al. "Gestão dentária na insuficiência renal: pacientes em diálise". Med Oral Patol Oral Cir Bucal 13.7 (2008): E419-26

129) Harrington B. Primary dental care of patients with haemophilia (Cuidados dentários primários de pacientes com hemofilia). Haemophilia 2000; 6 (Suppl. 1): 7-12.

130) Brewer AK, Clarkson J, Donachie M, Roebuck EM. O tratamento dentário de pacientes adultos com hemofilia e outros distúrbios hemorrágicos congénitos. Congresso de Hemofilia 2002.

131) Weaver DF. Epilepsy and Seizures: everything you need to know. New York: Firefly Books Inc, 2001. p.1-4.

132) Turner MD, Glickman RS. Epilepsia no paciente oral e maxilofacial: terapia atual. J Oral MaxillofacSurg 2005; 63:996-1005.

133) Cohen DJ, Loertscher R, Rubin MF et al. Cyclosporine: a new immunosuppressive agent for organ transplantation. Ann Intern Med 1984 101: 667-682.

134) Glassman P, Wong C, Gish R. A review of liver transplantation for the dentist and guidelines for dental management. Spec Care Dentist 1993 13: 74-80

135) Gudapati A, Ahmed P, Rada R. Gestão dentária de pacientes com insuficiência renal. Gen Dent. 2002 Nov-Dez;50(6):508-10. 2.

136) De Rossi SS, Glick M. Dental considerations for the patient with renal disease receiving hemodialysis. J Am Dent Assoc. 1996 Feb;127(2):211-9.

137) Parsons KK, Coffman TM. The renin-angiotensin system: it's all in your head. J Clin Invest. 2007 Apr;117(4):873-6.

138) SobradoMarinho JS, Tomás Carmona I, Loureiro A, Limeres Posse J, García Caballero L, Diz Dios P. Estado de saúde oral em pacientes com insuficiência renal moderada-grave e terminal. Med Oral Patol Oral Cir Bucal. 2007 Aug 1;12(4):E305-10.

139) Maged M C. Alterações fisiológicas e farmacocinéticas na gravidez. Front Pharmacol 2014; 5: 1-5. 2. Mitchell A A, Hernadez-Diaz S, Louik C et al. Uso de medicamentos na gravidez. Pharmacoepidemiol 2001; 10: S146.

140) Andrade S E, Gurwitz J H, Davis R L et al. Prescription drug use in pregnancy. Am J ObstetGynecol 2004; 191: 398-407.

141) Abraham-Inpijn L, Russell G, Abraham A, Backman N, Baum E, Bullon-Fernandez P. Um questionário de história relacionada com riscos médicos (EMRRH) administrado pelo paciente para utilização em 10 países europeus. Oral Surg Oral Med Oral Pathol Oral RadiolEndod 2008; 105: 597-605.

142) Al-Bayaty HF, Murti PR, Naidu RS, Matthews R, Simeon D. Problemas médicos entre os pacientes dentários da Faculdade de Medicina Dentária: Universidade das Índias Ocidentais. Journal of Dental Education. 2009; 78(12): 1408-14.

143) Anderson JAM., Brewer A., Creagh D., Hook C., Mainwaring J., McKernan J., Yeel TT., Yeung CA. 2017. Guidance on the dental management of patients with haemophilia andcongenital bleeding disorders,' British Dental Journal, 251(10):497-504.

144) Atassi F. 2002. Atendimento domiciliar bucal e os motivos de procura de atendimento odontológico por indivíduos em diálise renal. J Contemp Dent Pract., 3(2): 31-41.

145) Blanco-Carrión A. 2004. Profilaxia da endocardite bacteriana. Med Oral Patol Oral Cir Bucal, 9: 37-43.

146) Moss WT, Brand WN, Battifora H: Radiation Oncology, 4ª ed., St Louis, CV Mosby 1973. St Louis, CV Mosby, 1973.

147) Pietrokovski J, Menczel J: Nanismo dentário e subdesenvolvimento radicular após irradiação. Oral Surg 22:95 - 99, 1966.

148) Rahn AO, Matalon V, Drane JB: Avaliação protética de pacientes que receberam irradiação para as regiões da cabeça e do pescoço. J Prosthet Dent 19:174-179, 1968.

149) Rubin P, Casarett GW: Patologia Clínica da Radiação. Filadélfia, WB Saunders, 1968.

150) Shannon IL, Suddick RL: Saliva. Em Lazzari EP (Editor): Dental

Biochemistry. Philadelphia, Lea &Febiger, 1976, pp 201-242.

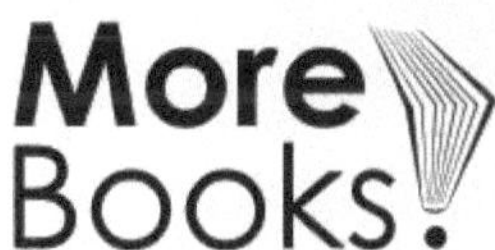

More
Books!

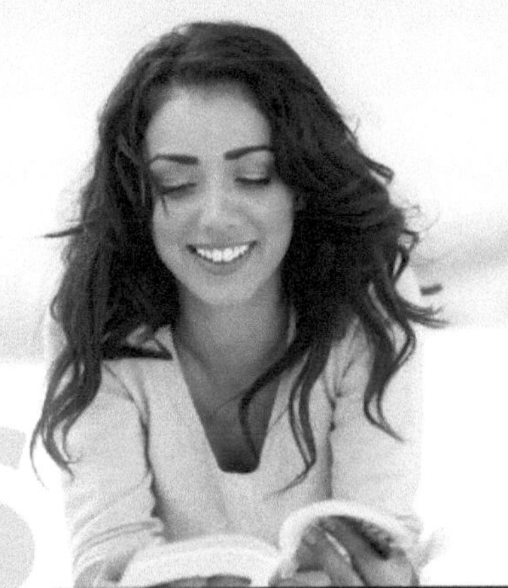

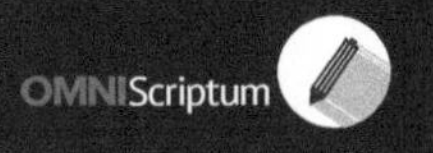

info@omniscriptum.com
www.omniscriptum.com
OMNIScriptum

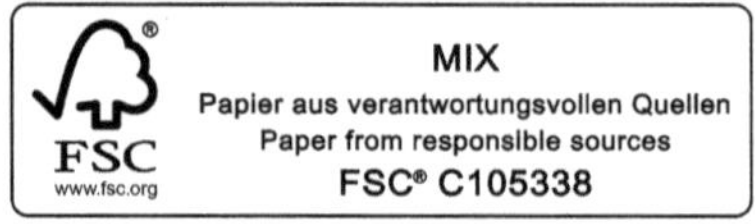

Printed by Books on Demand GmbH, Norderstedt / Germany